すぐやる!
「行動力」を高める〝科学的な〟方法

菅原洋平

はじめに

「やるべきこと」は、すぐに片づけたほうがよい。これは、わかりきったことです。それなのに、「すぐやらないこと」や「取りかかれないこと」がある。「やるべきことになかなか手をつけられない」という悩みを持っている人は多いようです。

「すぐやらない」ことで、寝る時間が遅れたり、自分の仕事が遅れるだけならまだいいですが、そのときにやっておかなかったせいで周囲の人に迷惑をかけたり、自分の評価が下がる場合もあります。

「すぐやらない」原因は、「性格」や「やる気」でしょうか。それは違います。脳が「すぐやる」モードになっていないだけです。

私は、リハビリテーションの専門職である作業療法士です。人間の脳や体の力を最大限に引き出し、その人がやりたいことを実現できるようにサポートするのが、私の仕事です。

すべての行動は、脳からなんらかの指示が出され、それに体が反応することでつくられています。その「脳と体の関係」に注目することで、「病気やケガで脳に損傷を負った人が、より自分らしい生活を送るためにはどうしたらいいのか」を日々、考えています。それぞれの患者さんの目標に向かって一緒に実行し、修正を繰り返しながら共に歩んでいくイメージです。

リハビリテーションというのは、**脳のしくみや性質にもっとも注意を払う行為のひとつ**だと私は考えています。これまではできていた動作や思考が、「脳」が損傷を負い、その状態が変わったことでできなくなっている。それを改善するのがリハビリテーションだからです。

より効果の高いリハビリテーションを行うための取り組みは、そのまま**「脳の損傷のない私たちが、どうすればより自身のパフォーマンスを上げられるか」「自分の脳をより活用するためにはどうしたらいいか」**ということに応用できます。

それで現在は、企業における社員のパフォーマンス管理、産業事故の防止、生産性の向上にも携わり、成果をあげているのです。

本書では、それらの知識・経験を総動員しながら、皆さんが各自の生活の中で「やるべきことをすぐやる」ための方法を提案していきます。

「すぐやらない人」が「すぐやる人」に変わる劇的な体験を、あなたも！

患者さんのリハビリテーションに携わっていると、それまでは「すぐやらなかった」患者さんが、突然「すぐやる」ように変わることがあります。

たとえば、ある患者さんは、自分で食事をすることができませんでした。脳に損傷はあるものの、手も動くし、食事をする能力自体はある。でも、食事を出されても自分では食べないのです。すると職員が介助することになりますが、それでも長い時間がかかり、その後の予定も遅れてしまっていました。それで、この患者さんは、職員の間では「手のかかる人」「症状が重い人」と認識されていました。

ところがあるとき、少し食事の方法を変えたら、その状況は一変しました。すぐに、自分から食事をし始めるようになったのです。

何を変えることで、その変化が生まれたか。実は、「一品ずつテーブルに置くようにした」だけです。

それまでは、定食のようにトレーにすべての料理を並べていたものを、コース料理のように一品ずつ順番にテーブルに出すようにしました。ただそれだけで、自分できちんと食べるようになったのです。それどころか、入浴や整容（姿形、身なりを整えること）にも積極的になり、その患者さんはほんの数日で「手のかかる人」ではなくなりました。

この例では、「すぐやらない人」が「すぐやる人」に変わったわけですが、私はその人の**性格を変えたわけでも、能力を伸ばしたわけでもありません。**

変えたのは、「脳に入る情報」だけです。その患者さんの脳がもっとも働きやすいように、その人の脳に見せる「お皿の数＝情報量」を減らしました。それだけで、脳は「すぐやる」モードに切り替わります。的確に体に指示を出せるようになり、実際の行動が変化したのです。

こんなことで、人は見違えるように変わります。もちろんこれは、リハビリテーションの現場に限ったことではありません。誰の脳でも同じです。

脳の「すぐやるスイッチ」をオンにするにはコツがある

小学生のときに、夏休みの宿題をギリギリまで溜《た》めて、追い込まれてからまとめて片づけていたとしましょう。

もしそこから、自分を「私はやることをあと回しにするタイプ」「私は切羽詰《せっぱつ》まらないとやらないタイプ」などと捉えているなら、その認識は今すぐ捨ててください。

「やることをあと回しにするタイプ」「切羽詰まらないとやらないタイプ」などありません。ただあなたが自分の脳に、「すぐやらない」ための情報を与えているだけ。あなたがあなたの脳の「すぐやる」モードをオフにして、「すぐやらない」「すぐできない」ように仕向けているだけなのです。

あなたの脳は、あなたが脳に感じさせたもの——脳に見せたり聞かせたり触らせたものでつくられています。これから何を見せるか、何を聞かせるか、何を触らせるかで、脳は変化していきます。

能力としてはできるのに「すぐやらない」状態になっているとき、脳には必ず余計な情報が入っています。それで的確な指示が出せず、体との歯車がかみ合わなくなっているのです。

そのときに必要なのは、「今すぐやるぞ！」と気合いを入れることでも、モチベーションアップの方法を学ぶことでも、やらない自分を責めたり励ましたりすることでもありません。

自分の脳を「すぐできる」ように仕向けてやることなのです。

そこで本書では、脳と体の歯車が再びかみ合うような「トリガー」を見つけていきます。脳に「見せる」「聞かせる」「触らせる」という３つの入口を使って、脳と体を「すぐやる」ように仕向けていくのです。

うまくトリガーを引いてあげることで、脳は「すぐやる」モードに切り替わります。同じ行動でも、実行に移すまでの労力が驚くほど少なくなるでしょう。

「行動力」が驚くほど高まる「ちょっとした差」とは？

本書でご紹介する方法はどれも、先ほどの患者さんの例同様、「そんなことで、本当に変わるの？」と思うほど簡単なものです。たとえば「テレビのリモコンの定位置を決める」「TODOを付箋《ふせん》に書き出すのをやめる」「爪《つめ》の手入れをする」などが、その例として挙げられます。

しかし、それほどたやすくても、生活習慣の中に取り入れるのは、案外難しいかもしれません。それは、私たちの脳は本質的に、「ふだんと違うことはやりたがらない」からです。

そこで本書では、どうすれば取り入れやすいのか、実際に取り入れて変わった人の例を数多く取り上げました。着実に実行していく際のイメージとして、お役立てください。

自分の脳は、自分しかつくることができません。逆にいえば、**自分の力で脳を望むようにつくっていくことができる**のです。

「やるべきことをすぐやる」ことを通して、より思い通りの毎日を送れるように、着実に自分の脳をつくっていきましょう。

作業療法士　菅原洋平

目次

1章

「やるべきこと」に
すぐ手をつけるコツ

2章

「ひとつのこと」を終えたあと、「次」にスムーズに取りかかるには？

3章 すぐやる集団、すぐやらない集団……「すぐやらない」は伝染する!?

4章

「脳が勝手にやる気になる」言葉の使い方

6章

「すぐやるスイッチ」をすぐ入れる簡単な方法

7章

行動力が劇的に上がる「触る力」活用法

8章

「なんとなくいつもネガティブ」の原因は、「脳の慢性疲労」にありました

序章

「すぐやる人」に共通するたった1つの習慣とは？

まず「脳の準備運動」から始めよう！

これから脳を「すぐやる」モードに変えていくわけですが、その前にひとつ、確認していただきたいことがあります。

それは、**「起床から4時間後に、頭がスッキリと冴《さ》えていますか」**ということです。

午前6時に起床している人は、午前10時。午前7時ならば午前11時。

起床から4時間後というのは、人間の脳の活動が1日のうちでもっとも活発になる時間帯です。つまり、**「1日で、もっとも頭がいい時間帯」**といえます。

もしその時間にだるかったり、あくびが出たり、ぼーっとするなどの兆候があるならば、それは睡眠が不足しているというサインです。睡眠時間が短かったり、眠りの質が低くなってしまっています。

その状態で、脳に「すぐやる」モードになるように働きかけたとしても、期待したほどの効果は出ないでしょう。脳の活動そのものが低下してしまっているからです。

企業での研修においても、私はこの「起床から4時間後」の脳の状態を重視しています。生産性の向上は企業にとって大きな課題ですが、**社員一人ひとりが高いパフォーマンスを発揮するためには、それぞれの脳が活発に働いていることが不可欠です。**

脳の働きが活発なときには、脳に的確な情報を入れることで、それが体の反応となって返ってきます。生産性の向上につながる情報を脳に入れてやれば、自然と社員のパフォーマンスが上がります。

一方で、脳が活性化していないときには、どんな情報を入れても、鈍い反応しか起こりません。その状態で生産性を向上させようとすると、どこかで必ず無理が生じます。精神論的に努力と根性を強《し》いる、なんてことにもなりかねません。

それほど、脳の活性化――「睡眠の管理」は重要なのです。

ただし脳が活性化するためには、必ずしも長時間の睡眠が必要というわけでもありません。

適切な睡眠の量は生まれ持った遺伝子によって、つまり人によって異なります。また、同じ人でも年齢を重ねれば必要な量は減っていきます。

さらに必要な睡眠の量は、その日の日照時間と関係があります。たとえば夏至の時期は昼が長いので、冬至の時期に比べて約2時間短くなるのが、自然な睡眠です。1年を通して「7時間半」や「8時間」というように同じ時間数眠ろうとすることは、実は不自然なのです。

このように、必要な睡眠時間は常に変化しているため、「その日の自分」にちょうどいい睡眠量や脳の活性度を管理する基準として、「起床4時間後の眠気の有無」を見るのが有効なのです。

たとえ10時間眠っても、起床から4時間後にぼーっとしていたら、質の悪い睡眠をだらだらと続けてしまったということです。反対に、3時間しか眠れなくても、起床4時間後にしゃきっと頭が冴えていたら、睡眠をうまくコントロールできていた、と判断できます。

起床から4時間後の状態を見ることで、その日の脳のコンディションを知ることができるのです。

「すぐやる人」だけが持つ、この発想

企業研修をしていて感じることですが、**課題をすぐに解決して高い成果をあげる人に、睡眠不足の人はいません。**

睡眠を管理できているということは、「自分の仕事や人生について、マネジメントの発想を持っている」ということです。「睡眠」という、日々、ごく当たり前の行動に対してどのように臨《のぞ》んでいるのかは、そのまま仕事の様子に表れるのです。

日頃から睡眠が不足しがちな人は、「問題が起こってから対処する」という発想を持っています。起きられなかったら目覚まし時計を増やす、眠気があるときは栄養ドリンクを飲む、という具合です。

このように、起こった問題に対処していくスタンスでいると、いつまで経っても問題そのものはなくなりません。体調管理もその場しのぎになりがちです。

一方で、ハードな勤務でもきっちり睡眠を確保してくる人は、「問題が起こらないようにする」という発想を持っています。寝つきが悪くならないように、帰りの電車では寝ない、夜にコーヒーや紅茶は控える、という感じです。

実際に問題が生じる瞬間ではなく、その前後の時間を使って問題を予防することに注力しているのです。

だから、「やる気」がなくてもすぐやれる

脳を「すぐやる」モードに変えるために必要なのは、「問題が起こらないようにする」という発想です。

「すぐやらない」「できない」状態になってから「やらなきゃ」と奮《ふる》い立たせるのでは、頼りになるのは〝意志の力〞だけ。ここで自分を奮い立たせるのは、どんな人にも大変です。自然と「でも面倒くさい」「あとでいいや」となりがちで、「すぐやらないのは性格のせいだ」という考えに支配されてしまいます。

一方、**本書は、脳を「すぐやらない」「できない」状態にしないことが目的です。こ**

ここに〝意志の力〟は関係ありません。
あなた自身が頑張るのではなく、あなたの脳が動きやすいように仕向けるのです。
「すぐやらない」という問題が起こらないように、対策を立てていきましょう。

行動力に差がつく「睡眠の法則」

睡眠はその人の問題解決の仕方がそのまま出る、とお話ししましたが、これは反対にもいえることです。睡眠を整えることで、「問題が起こらないようにする」という発想を鍛えることができます。

もし今、起床から4時間後にスッキリとした爽快感を得られていないなら、まずは次の6点のうち、どれかひとつを実行してみてください。

● ベッドの中では、読書、スマホ、音楽など、眠りに関係ないことをしない
　→「ベッド＝睡眠」という記憶をつくることで、ベッドに入ってから入眠までがスムーズになります。

- 平日と休日の起床時間の差を1時間程度に抑える
　→「脳と体のリズム」と「生活リズム」とのずれを防ぎます。

- 朝、目覚めたら窓から1m以内に入り、脳に太陽の光を届ける
　→脳は光を感知してから16時間後に眠気をつくるため、その夜のスムーズな睡眠につながります。

- 起床からおよそ6時間後に、1〜30分間、目を閉じる
　→眠くない時間帯に一度、脳に休憩をとらせてあげましょう。脳は視覚を遮断しないと休憩できない内臓なので、「目を閉じること」が不可欠です。

- 起床からおよそ11時間後の夕方には何としても眠らずに、できるだけ体を動かして体温を上げる
　→その後の急激な体温低下で、眠り始めの睡眠の質が向上します。

- 翌朝の起きる時間を3回唱えてから眠る
　→起床時間を言語化すると、起床準備をする「コルチゾール」というホルモンが起床3時間前から分泌され、スッキリと起きることができます。

これらのコツを実行し始めてから2週間後には、体が変化しているのを感じるはずです。体が変われば思考は変わります。

体の変化を通して、「すぐやる」ための思考をセットしたら、さっそく本題に入っていきましょう。「すぐやる人」になるための入り口は、今、目の前にあるのです。

1章

「やるべきこと」にすぐ手をつけるコツ

すぐやる！

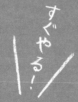

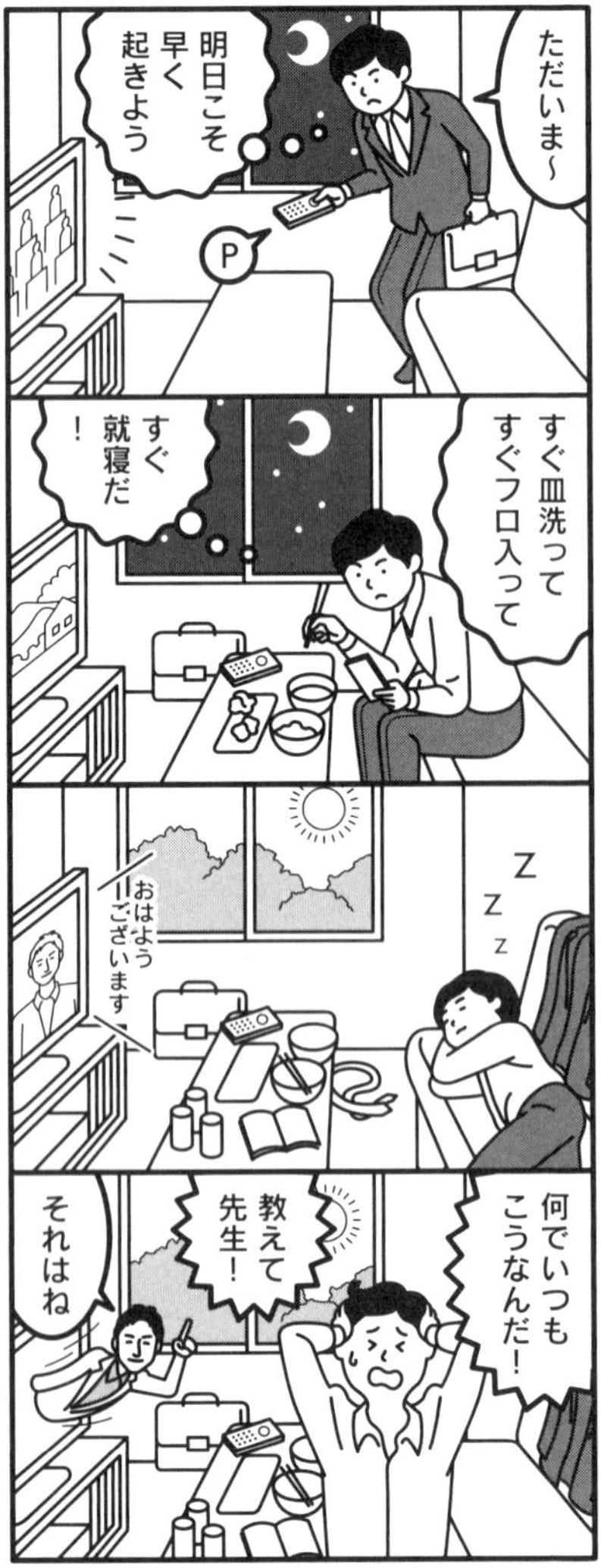
ただいま～
明日こそ早く起きよう
P
すぐ皿洗ってすぐフロ入って
すぐ就寝だ！
Z Z Z
おはようございます
何でいつもこうなんだ！
教えて先生！
それはね

「ついテレビを見ちゃう……」

「早く○○しなきゃ、と思うんだけど」

「スマホにネットサーフィン……こんなに時間が経ってるの!?」


……という人が「すぐやる」コツ！

脳に「別のものを見せてしまった」ら手遅れ

「テレビを見よう」と思っていたわけではないのに、帰宅したら習慣的にテレビをつけてしまい、そのままテレビタイムに突入した。

つい手に取ったスマホでSNSを見たら、けっこうな時間が過ぎてしまった。

仕事中にパソコン画面を見たら気になるニュースがあって、つい読みふけってしまった。

このような経験はありませんか？

「すぐやるべきことがあったのに、気づいたら別のことをしていて時間がなくなってしまった」というのは、私たちの「すぐやる」を邪魔する大きな要因です。

脳は、目から入った情報に、もっとも大きな影響を受けています。

たとえば初対面の人と会ったときに、私たちは無意識のうちに「相手がどのような人か」を判断しようとします。「メラビアンの法則」によると、その判断に与える影響は、視覚（見た目）が55％、聴覚（声の調子）が38％、言葉（話した内容）は全体の7％程度といわれています。

相手がどんなに立派なことを言っていても、見た目が伴っていなければ、私たちは無意識に見た目のほうを重視してしまう。見てしまったもの、つまり脳に見せてしまったものは、なかなか覆《くつがえ》せない。

「一度脳に見せてしまったら、もう逆らえない」のです。

ですから、もしテレビやスマホ、パソコンを前にして、

「少しだけ見て、それからやろう」

という気持ちになったとしたら、あなたはすでに「問題の中」にいることになります。問題が起こってから解決しようとしているので、切り上げるために〝意志の力〟が必要になるのです。

この、「見たらもう、逆らえない」というのは、実は依存症にも似ています。アルコール依存症からなかなか抜けられない人は、「少しだけのつもりだった」ということをよく言います。でも、一度飲んだら、やめられない。それが依存症です。視覚がもたらす作用も、根本的には同じです。

「一度見たら、やめられない」

視覚は脳に強い影響を与えているため、アルコール依存症同様の現象が、誰の脳内でも起こりうるのです。

ガマンなし、努力なしに「すぐやる」には?

それでは、

「帰宅したらそのままテレビを見るのは、もうやめます!」

と宣言すれば、テレビを見ずにいられるでしょうか。たしかに、意志の強い人ならできるかもしれません。でも、毎日のガマンは苦痛でしかありませんよね。ここではもっと簡単に、「すぐやる自分」に変えられる方法を考えていきましょう。

テレビを前にして、「テレビを見ない！」と宣言するのは、いったん脳を「テレビを見るモード」にしてから、無理にテレビを奪おうとする行為です。脳に対して、「見ろ」という環境をつくりながら「見てはいけない」と強いているのですから、無理があります。

さらに、「やってはいけない」と念じたことをやってしまうことで、脳はさらに「すぐやらない」ようになるのです。どうして脳は、どんどんと「すぐやらなく」なってしまうのでしょうか。

「やってはいけないことをやってしまった」とき、あなたはどんな気持ちになりますか？

まずは、罪悪感を抱くと思います。実はこの**罪悪感が、「すぐやる」の天敵です。**

罪悪感を持つと、脳内の「両側内側前頭葉《りょうそくないそくぜんとうよう》」という部位が活性化します。この両側内側前頭葉という部位には、期待感をつくる「ドーパミン」をキャッチする受容体《じゅようたい》が多く分布しているため、期待感が高まります。

「罪悪感を抱いたのに、脳内では期待感が高まる」というのは、ちょっとおかしな感

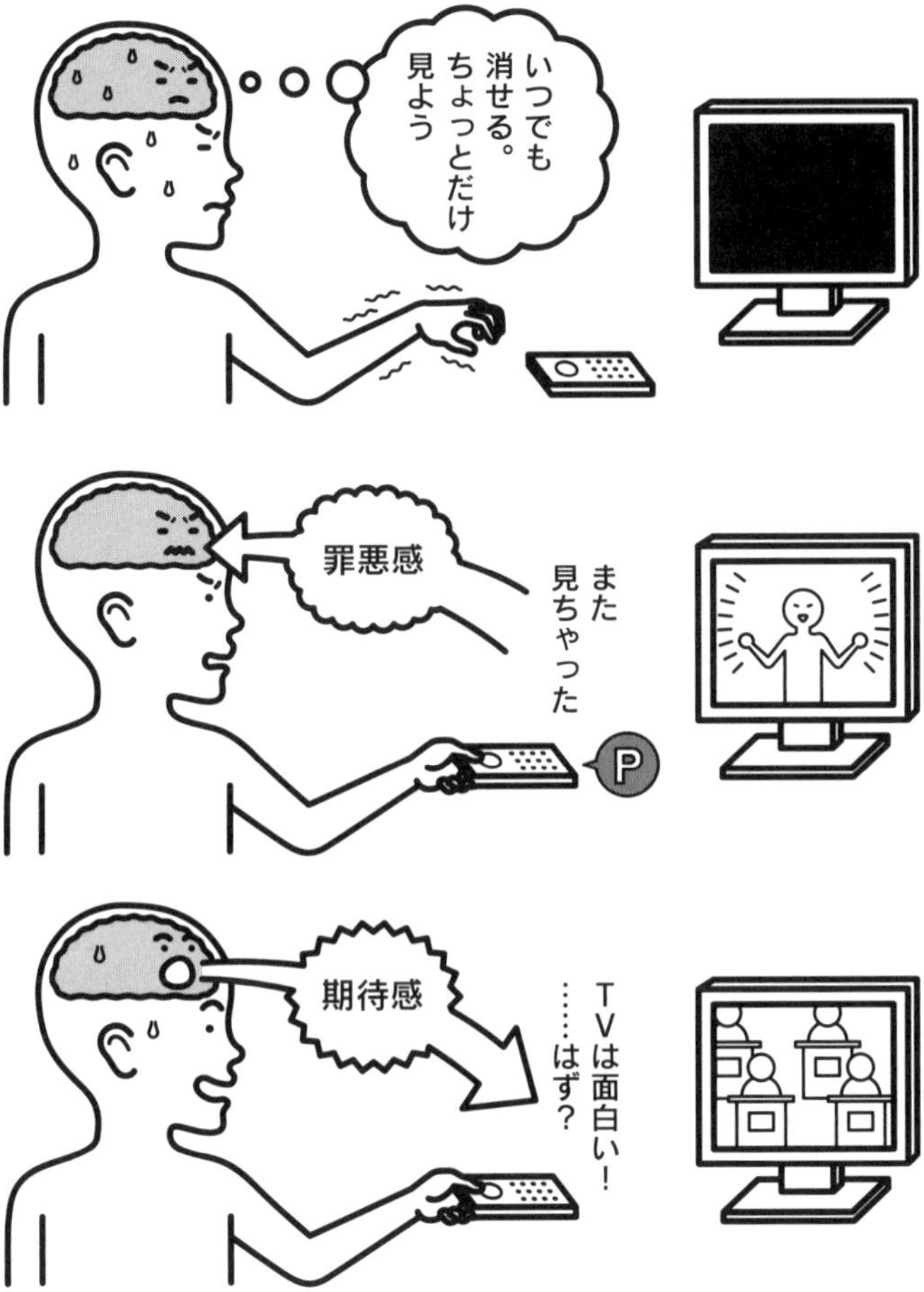

〝罪悪感〟で、やらないほうがいいことをやめられなくなる理由

じがするかもしれませんね。でも、誰の脳もそういうしくみになっています。

では、罪悪感の高まった脳は何に期待するのでしょうか。それは、「罪悪感のあとにあなたがとる行動」です。あなたが罪悪感に基づいてとる行動を「とても価値あるものだ」と評価します。

たとえば、「やってはならないこと」をやって、相手を失望させたとします。

多くの人は「謝る」でしょう。すると私たちの脳は、その「謝る」という行動に大きな期待をかけ、とても大事なものだと評価します。ですから必死に謝るわけです。

そうやって許してもらうと、脳は大きな満足感が得られます。そう、**「やってはいけないこと」をやることで、結果的に脳は満足感を得ているのです。**

でも、**どんなに謝っても、「やってはいけない」と思っていることの原因は解消されません**ね。ですから、**必死で謝って許してもらったのに、また「やってはいけないこと」をしてしまう**のです。

これが、より強い罪悪感を生み出します。そしてまた「謝る」という行動をとって、より大きな満足感を得る、しかし原因は解消されていないから……という悪循環に陥ってしまいます。脳は、一度「やってはいけない」と強く感じたことを、簡単にはやめられないようにできているのです。

やはり最初から「やってはいけないことは目にしない。脳に見せない」しか手はありません。

なぜ脳は、たった一瞬で「すぐやらなくなる」のか？

でも、思い出してみてください。

そもそもあなたがテレビのスイッチを入れたとき、あなたは「テレビを見よう」とわざわざ考えていたでしょうか？　帰宅して部屋の照明をつけたら、テーブルの上にリモコンが見えた。なんとなくリモコンを手にしてテレビがついた。それで見てしまった。そんな流れが「無意識に」生じていたのではありませんか？

この「無意識の流れ」に気づくことが、「すぐやるモード」に変わるチャンスです。

テーブルの上のリモコンが目に入って、自動的に手を伸ばすとき、脳にはあるシステムが働いています。大脳の中心部分にある「大脳基底核《だいのうきていかく》」という部分が担《にな》う、「モデルフリーシステム」と呼ばれるシステムです。

たとえばものすごく喉《のど》が渇いているとき、目の前に座った人が飲み物の入ったコップをテーブルに置いたとします。その情報を視覚から得たあなたの脳は、自動的に「コップに手を伸ばせ」という指令を出します。

この、視覚に入ったものに自動的に手を伸ばす働きが「モデルフリーシステム」です。テレビのリモコンに対して自動的に手を伸ばしてしまうときにも、同様に働いています。

でも実際には、目の前にコップを置かれても、他人の飲み物には手を伸ばしませんよね。大脳基底核から出された「手を伸ばせ」という指令は、同じく大脳の中の「前頭葉《ぜんとうよう》」で一度、吟味《ぎんみ》されます。脳が自動的にやろうとすることと状況とをすり合わせ、ストップをかけたりゴーサインを出したりするため、「他人の飲み物」に対しては、踏みとどまることができるのです。吟味を行う脳のシステムを「モデルベースシステム」といいます。

前頭葉の一部が損傷されると、目に入ったものには何でも手を伸ばしてしまうようになる（＝視《し》覚《かく》性《せい》探《たん》索《さく》把《は》握《あく》反《はん》応《のう》）ことからも、脳内で出された指令が前頭葉で吟味されていることは明らかです。

つまり、**私たちが何かを見たときにはいつも、脳内では「やるかやらないか」「手を伸ばすか伸ばさないか」というせめぎ合いが起こっている**といえます。

買い物中に、気になる商品を手にとっては考えて棚《たな》に戻す、ということがありますが、それと同様のことが、無意識の脳内で行われているのです。

いちいち目に映ったものに対して「やるか、やらないか」をせめぎ合っていたら、すごく疲れてしまいそうですね。実際に、脳内でこのせめぎ合いが起こると激しく神経が活動し、消耗します。これでは、脳のエネルギーは無駄づかいされて、本当にやるべきことに使うエネルギーがなくなってしまいます。

そのため、**「無意識のテレビタイム」を始めないためには、リモコンさえも見ない**ことが重要なのです。

病院や工場で重宝されている「あるルール」

「余計なものは見ない」。「すぐやる」ためには、これを徹底するしかありません。そのものを見なければ、脳は迷わなくて済むからです。

そのためのコツ、それは「**使ったものは、もとの場所に戻すこと**」となります。

というと、「そんなことは小学生でも知っている」と思われてしまうかもしれません。でも、改めて考えてみても、これができているか否かが「すぐやる人」になれるかどうかの分かれ道だといえます。

実際、医療現場や製造工場など、安全管理が非常に重要な現場では、配属されるとすぐに「使ったものをもとに戻すこと」を徹底して教育されます。それは、何人かで共有してものを使うことが多いから、という側面もありますが、**いつもと違うところにものが置かれるだけで脳が余計なエネルギーを使ってしまい、ミスを誘発しやすくなる**からです。

使ったものをもとの場所に戻すだけで、脳のエネルギー浪費を防ぎ、すぐやるべきことはすぐに実行することができるのです。

オフィスワーカーの場合は、そこまで指導されることは少ないでしょう。それは気軽である反面、脳にとっては、それだけ高い自己管理能力が求められている、ということです。

ためしに、テレビのリモコンを置く場所を1カ所に決めてみましょう。ソファやテーブルなどには置かずに、「リモコン置き場」に戻すようにしてみてください。するとあることに気づきます。

テレビをつけようとリモコンを取りに行ったときに、

「自分は今からテレビを見ようとしている」

という自覚が芽生えるのです。脳内でモデルフリーシステムが自動的に体を動かしていたところに、モデルベースシステムが割り込む「スキ（隙）」ができました。

このスキができると、脳は、望ましくない行動を踏みとどまることができます。

「好きだからやめられない」は、脳が仕掛けた甘いワナ

テレビのリモコンを、いつも同じ場所に置くだけ。

そんな簡単なことで「すぐやる」ことが実現するのですが、これを邪魔するものがあります。それは、「好きだ」という感情です。

「私はテレビを見るのが好きなので」

このセリフが「すぐやらない自分」をつくってしまいます。

「朝、時間に余裕を持って出勤したい」と言いつつ、「二度寝が好きなので」。

「やせたい」と言いつつ、「夜中にお菓子を食べるのが好きなので」。

「本当はこうなりたい」という願望があるにもかかわらず、私たちはつい、その反対の行動を「でも好きだ」と言って、やってしまうことがあるのです。

でも、これは本当に「好き」なのでしょうか。本当に好きでその行動をとったのならば、「テレビを見ちゃったせいで……」

「二度寝しちゃったから……」

「夜中にお菓子を食べちゃったから……」

などという後悔は起こらないはず。

実はここにも、脳の無意識の反応が関わっています。脳に「でも好きだから」と言わされているだけで、よくよく振り返ってみると、本当は別に、好きでもなんでもなかったりします。それなのに**「好きなつもり」でやってしまったから、後悔が起こる**のです。


私たちが何かの感情を心に抱くとき、それは何もないところから自然発生的に生まれているわけではありません。「情動（＝体の反応）」がもとになっています。

呼吸が浅くなる。心臓がドキドキする。鳥肌が立つ。冷や汗が出る。このような情動によって、脳は「今の体の状態」を判断します。そして、そこに感情を与えるのです。

たとえば、あることが起こって呼吸が浅くなったとしましょう。すると脳は、この浅くなった呼吸に反応して、

「今、私は焦っている」

と判断します。そして「焦り」という感情を持ちます。私たちが感情を抱くときは、どんな感情であってもこの「情動」がきっかけとなっています。

「情動」のないときに「焦った」とか「気持ちいい」とか「悲しい」などのセリフを言ったとしたら、それは本当は脳に感情が起こっていないのに発した「でまかせ」でしかありません。

二度寝をすれば、自然な体の反応として、だるくなったり頭痛がするはずです。それなのに、「私は二度寝が好き」と言っているとしたら、本当は感情が伴ってはいないのです。これはただ、「二度寝をしてしまう現状」を変える目処が立っていないだけ。

二度寝をやめる確実な方法が見つかれば、脳はあっさり二度寝を手放します。

その変貌《へんぼう》ぶりは、本人でも信じられないほどです。

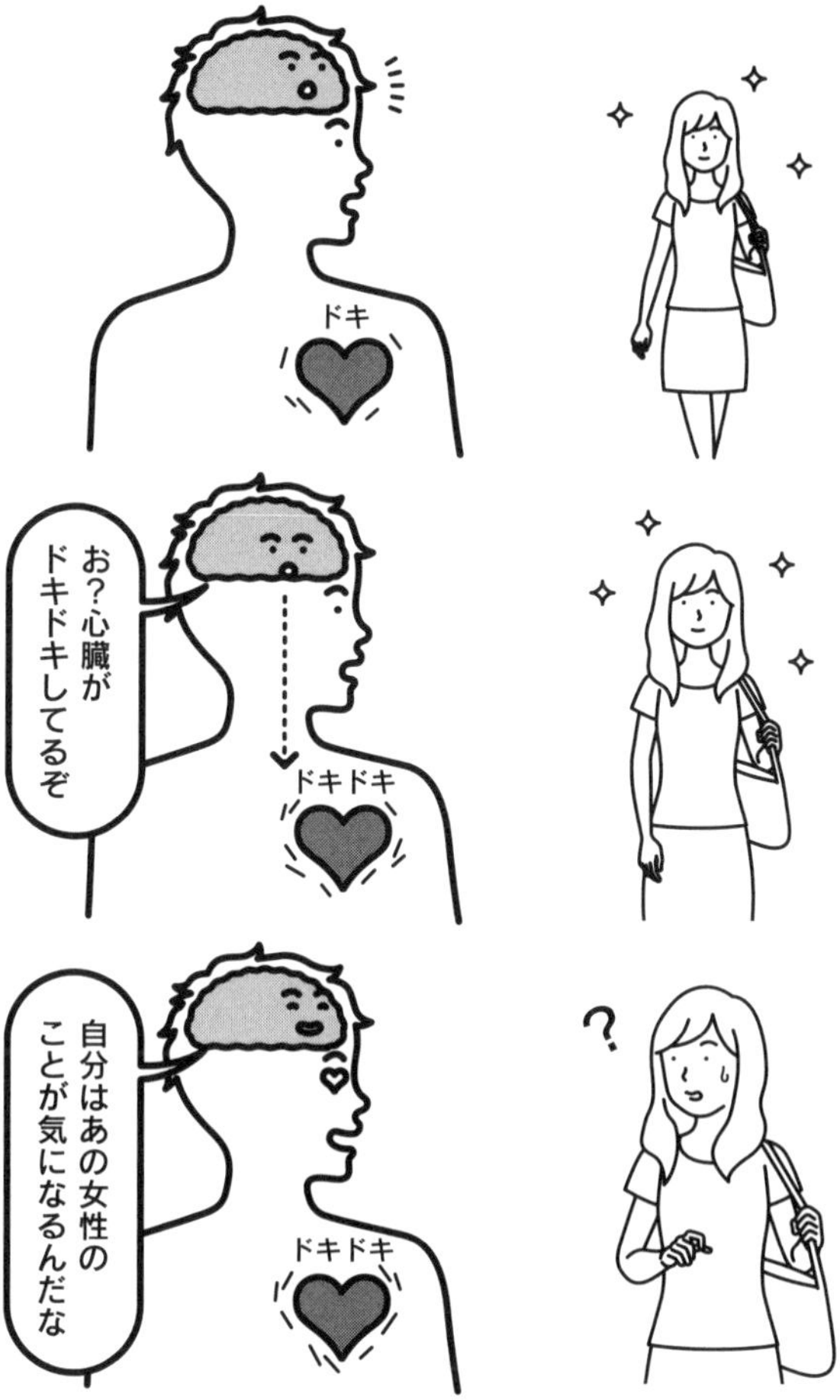

感情は〝体の反応〟から生まれる

「テレビが好きで、つい見続けてしまう」……はずだった？

ここで、具体例を見てみましょう。私が外来で診《み》ていた男性の患者さん（Aさん）の例です。初めての面談のとき、彼は、

「テレビを見るのが好きだからやめたくない」

と言っていました。そして、

「帰宅したらテレビをつけて、気づいたら夜中の2時ごろになってて……いい加減やばいなと思って眠ります。でも、昼間、仕事中も眠くなってしまって。会議でうたた寝して怒られたり、ケアレスミスをしてしまって困っています」

と言うのです。

そこで私は、**テレビを見る時間を減らそうと思わなくてもいいから、テレビのリモコンの定位置を決めて、いつも同じ場所に置く**ようにアドバイスをしました。

1カ月後、再び外来に訪れたAさんは、こう言いました。

「リモコンを置く場所は決めてみました。でも、変わらずテレビは見ていますよ。どうしても、テレビを見たくなっちゃうみたいなんですよね」

なんだ、変わってないじゃないか、と思われるかもしれませんが、実はこの1カ月で、Aさんは確実に変化しています。その後の変化を見れば、それは明らかです。

さらに1カ月後、Aさんは面談に来るなり、嬉しそうにこう言いました。

「昼間の眠気はほとんどなくなりました。研修があって最後まで眠らずにいられたのでビックリしています。

テレビ？　夜はほとんど見なくなりましたね。その分、朝早めに起きられるようになったので、その時間にテレビをつけてぼーっとしています」

さらに、

「夜にテレビを見なくなったことで、何か満たされない感じがありますか？」

と聞いてみても、

「ありません。もとから見なくてもよかったのかも（笑）」

なんて言うのです。

自分の脳を「すぐやる」に変える意識革命

2カ月前、Aさんの仕事上の問題点は、夜中までテレビを見ていて、すぐ就寝しなかったことが原因でした。

Aさんはそれを「好きだ」と言っていましたが、実は脳の側面から見ると、Aさんは本当にテレビが好きなわけではありませんでした。

ついテレビを見てしまっている現状に対して、脳が「テレビが好きだから、仕方ない」と理由づけしているだけだったのです。

この、脳が自分の行動を直感的に判断して、その判断をあとから理由づけるしくみを、「直感優先原理」といいます。最初にAさんが「テレビが好き」と口にしたのは、「テレビを見ていて就寝が夜中の2時になる」ということの理由を、あとからつけ足したただけです。

それを脳が勝手に、

「好きだから、テレビを見るのをやめられない」と論理を逆転させたために、Aさんはテレビを見るのをやめられなくなってしまっていたのです。

そんなAさんでしたが、初診から1カ月後に訪れたときには、「どうしても、テレビを見たくなっちゃうみたいなんですよね」と言っていました。テレビを見ているのは自分なのに、まるで他人事ですね。

それまでAさんは「問題の当事者」として、脳の問題をそのまま自分の問題として捉えていました。それが、この発言をしたときには、自分と自分の脳を別物として扱って、Aさん自身は外から問題を見ています。

この現象を、「脱中心化」といいます。

脱中心化は、脳を「すぐやるモード」にするための、重要な一歩です。脳と自分の間に距離を置くことで、「好きだから、テレビを見るのをやめられない」という脳の判断を、無条件に信じることがなくなります。

こうして、脳をよりよい状態に整えて、行動まで変えていくことができるのです。

繰り返しになりますが、本書で扱うのは精神論や意志の力ではなく、「脳の指令と体の反応」です。

あなたが抱える問題は、性格や今までの人生の問題ではなく、脳という内臓のしくみによるものです。

あなた自身を変えるのではなく、あなたの体を動かしている脳を変えることが大切です。

exercise

「すぐやる」ための簡単エクササイズ1

パソコンモニターはこまめにオフ！

パソコンを使っているとき、作業をしていない間も、モニター画面がつきっぱなしになっていませんか？　モニターを見ていなくても、視界の端《はし》にそれが入るだけで、脳はいちいちモニター画面に対して判断をしています。でも、それは脳のエネルギーの無駄づかい。集中力もなかなか上がりませんし、疲れやすくなってしまいます。

そこで、作業の区切りでモニターの電源を切ってみましょう。

こんなささいなことですが、実際に消してみると、それだけで頭のスッキリ感を体験できます。「脳に情報が入る」と言葉で聞いても、なかなかストンと理解しにくいかもしれませんが、体験できれば、感覚としてつかめてくるはずです。

デスクワークは、もともと体を使うことが少なく、脳にも疲労が溜まりやすいもの。こまめにモニター画面を消して、脳に入る情報を絞ってあげましょう。

カフェでスマホを出さない

作業や勉強をするためにカフェや図書館に行ったとき、テーブルの上にスマホを出していませんか？　もしその状態で、作業や勉強が捗《はかど》らないとしたら、それはテーブルの上にスマホを置いていることが原因です。

スマホ以外にも、手帳や本なども要注意。「できればこれもやっちゃいたい」と思って、あれもこれもテーブルにのせると、その瞬間から脳は惑わされてしまい、結局ひとつも達成できなくなってしまいます。

使い終わったものは鞄《かばん》の中へいちいち戻す。やるべきことを忘れてしまいそうで心配だったら、やることをメモに書き出し、それをポケットに入れましょう。ひとつ終えたら、ポケットからメモを取り出して、次にすることを確認するのです。

一見、非効率のようですが、余分なものが見えなくなるだけで、脳はやるべき作業を確実に成し遂げていくことができます。

ＴＯ ＤＯを付箋に書き出すのをやめる

脳についてのよくある勘違いに、「脳は同時進行でいくつもの作業がこなせる」という認識があります。実際は、脳は基本的にはひとつずつしか作業をこなすことはできませんし、できたとしてもデュアルタスク、つまりふたつまでだということが明らかになっています。

脳がすぐに、目の前の作業に取りかかるためには、ひとつの作業に集中させてあげることが重要です。「これも覚えておかなくちゃ」「これも思いつくかも」などという欲張りは、手放しましょう。

パソコンのモニターが、ライオンのたてがみのように付箋で囲まれていませんか？まずはそれをやめることです。もしあなたに子供がいて、勉強に集中させようと思ったら、今やるべき教科以外の教科書を机に並べて見せ続けたりはしないはずです。

自分の脳も同じです。脳の気が散るようなことはしないでください。

2章

「ひとつのこと」を終えたあと、「次」にスムーズに取りかかるには？

すぐやる！

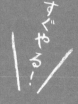

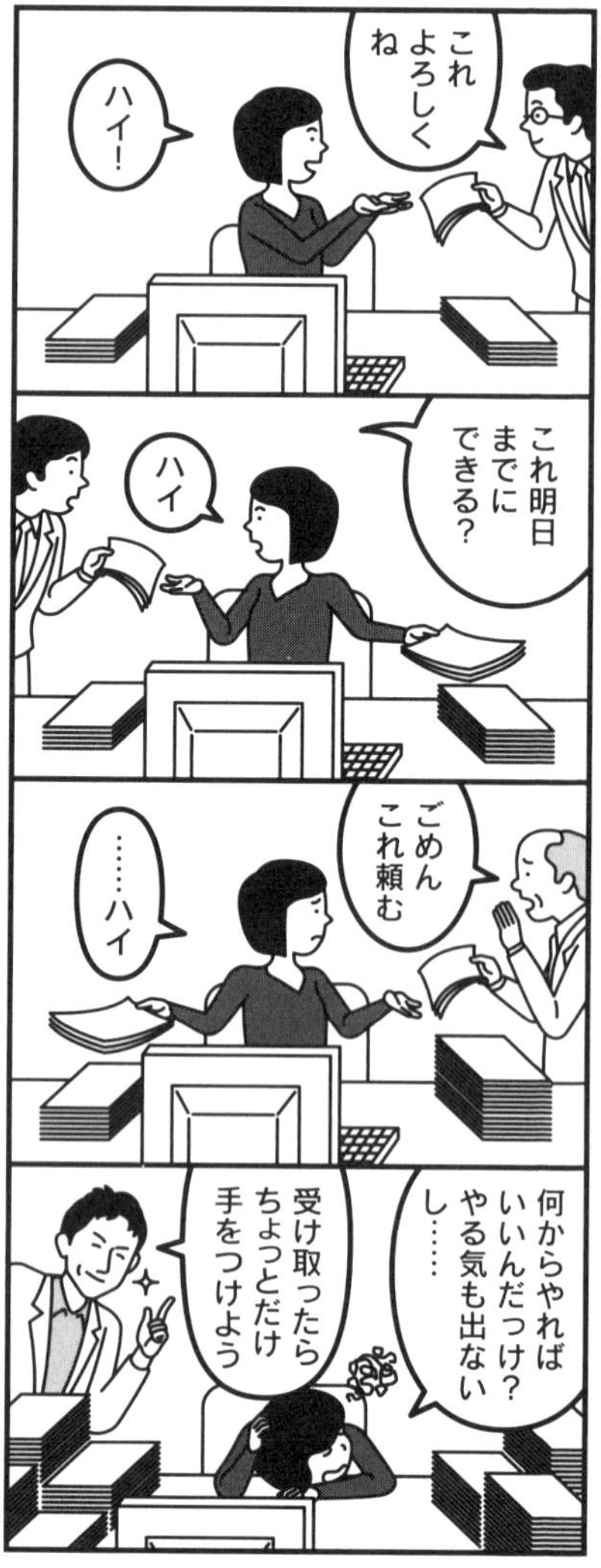

これよろしくね
ハイ！
これ明日までにできる？
ハイ
ごめんこれ頼む
……ハイ
何からやればいいんだっけ？やる気も出ないし……
受け取ったらちょっとだけ手をつけよう

「今日も仕事、疲れたなあ。資格試験の勉強……明日からでいっか！」

「気づくと机の上に〝未処理〟の書類の山が……」

「あー、やっとひと区切りついた！　ひとやすみ、ひとやすみ……って、なんだかやる気がなくなっちゃった！」

……**という人が「すぐやる」コツ！**

「脳」と「体」、うまく連携させていますか？

前章では、「自分の脳を他人のように扱う」というお話をしました。さらにここでは脳と体を切り離して、その関係性を整理してみましょう。

まず、脳は体に指令を出しています。これはイメージ通りですよね。

しかし、これだけでは脳と体の関係を表現する上で、まだ十分ではありません。

体が動くと、その動きによってなんらかの結果が起こります。その結果から得られた視覚、聴覚、触覚などの感覚が、体を介《かい》して脳に伝わります。脳は、体から伝えられた情報をもとに、次の指令を決めます。

その意味で、**脳も体から指令を受けている**のです。このしくみを「フィードバック」といいます。

たとえば、会議が終わってデスクに戻ったとき、その資料をデスクの左端に置いたとします。これは、脳から体に指令が出てなされた行動です。

このとき体は、書類が置かれたときの景色や置いたときの音、書類の重みや体の動きを脳に伝えます。これがフィードバックです。

フィードバックの目的は、過去の自分の動きと、今、自分が動いた結果との〝ずれ〟を修正することです。私たちの脳は、体に指令する動作を常に修正し続けています。こうすることによって、動作を繰り返すうちに、より正確に動けるように上達していくのです。作業をしていて、「慣れてきた」「わかってきた」と感じるのが、フィードバックの役割です。

この例では、置かれた書類から得られた情報をもとに、脳は「次はもっと上手に、もっと正確に書類をデスクに置く」ように指令を出すようになるわけです。


ここで、「なるほど」と思う反面、「なんか変だぞ?」と思うことがありませんか?

そうです。このフィードバックのしくみでは、あなたの脳は、「書類をデスクに置くことを一生懸命やるようになる」だけ。書類が少しずれて置かれれば、あなたの脳は、そのずれを修正してきれいに積み上げるように頑張ります。

脳がこんなことを頑張ってしまえば当然、机には未処理の書類の山ができてしまいます。そして、頑張れば頑張るほど、山は積み上がっていくばかりです。

なんだか大きな間違いを犯している感じがしますね。「それを頑張ってもしょうがないでしょ！」と言いたくなります。

フィードバックという受け身のシステムに従っていると、脳は意図しない方向に頑張ってしまうのです。

「できる人」だけが知っている「脳の賢い使い方」

「すぐやる」ためには、受け身ではなく、能動的なシステムを活用しなければいけません。そのために有効なのが、「フィードフォワード」。**目的を達成するためにどうあるべきかを予測して行動を決めるシステム**です。

たとえば、「領収書を保管するために紙に貼る」という作業をしているとしましょう。すばやく済ませたいと思っている人は、多少、列がゆがんでいたり順番が間違っていても、構わず作業を進めます。

一方で、整然と貼りたいと思っている人は、時間がかかっても順番を整え、列をそろえて貼ります。

「どうしたいか」によって、作業の様子が変わる。それは、脳が目的に合わせて結果を予測して行動しているからです。

自分はそもそも何のために行動しているのか、どこへ向かおうとしているのか。それを定めて、そのためには体にどんな指令をすればよいかを決める。そして指令する。

このしくみが、「フィードフォワード」です。

フィードバックが過去に基づくなら、フィードフォワードは未来に働きかけるものといえます。

決められた道具、決められた手順の単純作業では、フィードバックでもフィードフォワードでも結果はあまり変わらないので、違いがわかりにくいでしょう。

たとえばパソコンでデータの入力をしていても、とりあえず入力して間違えたら拾

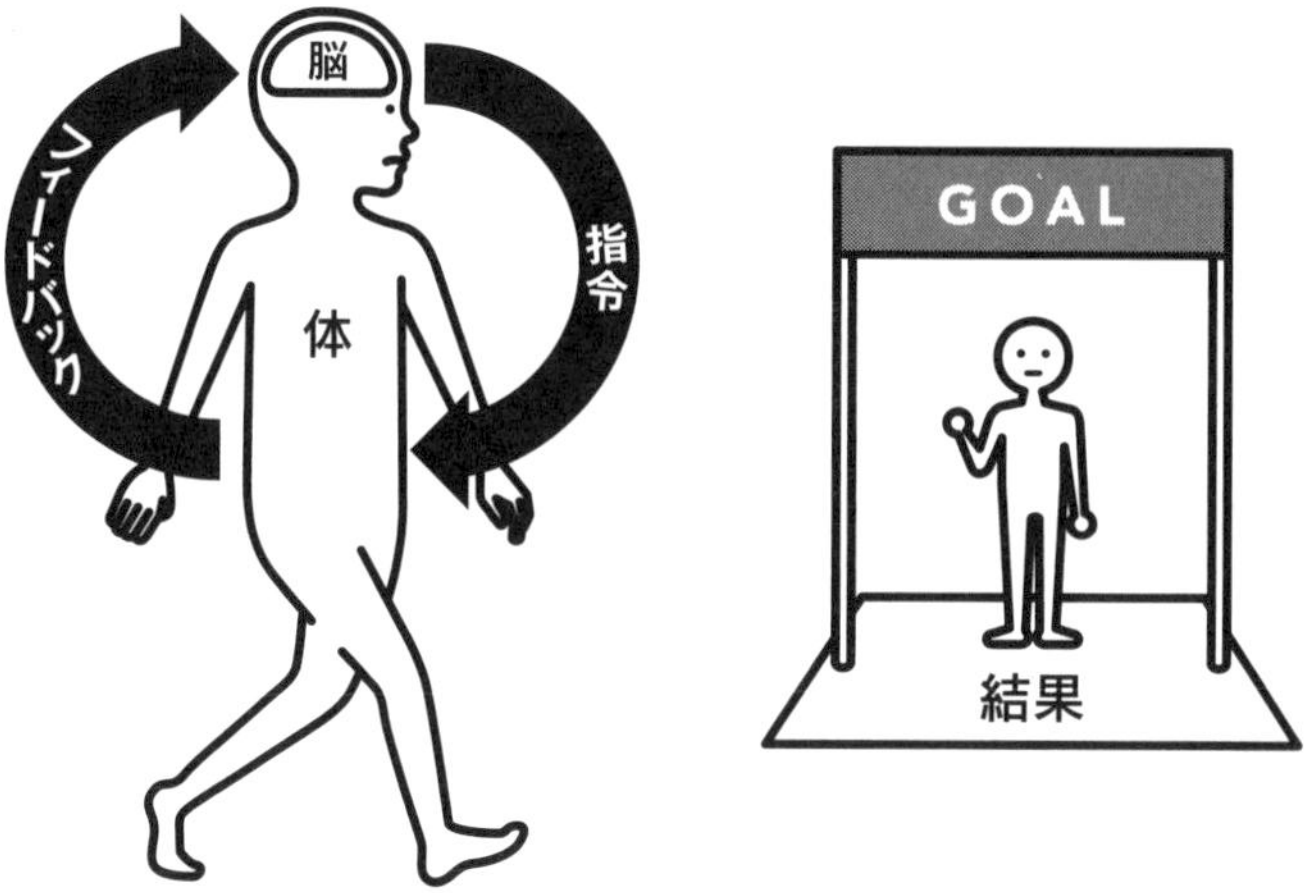

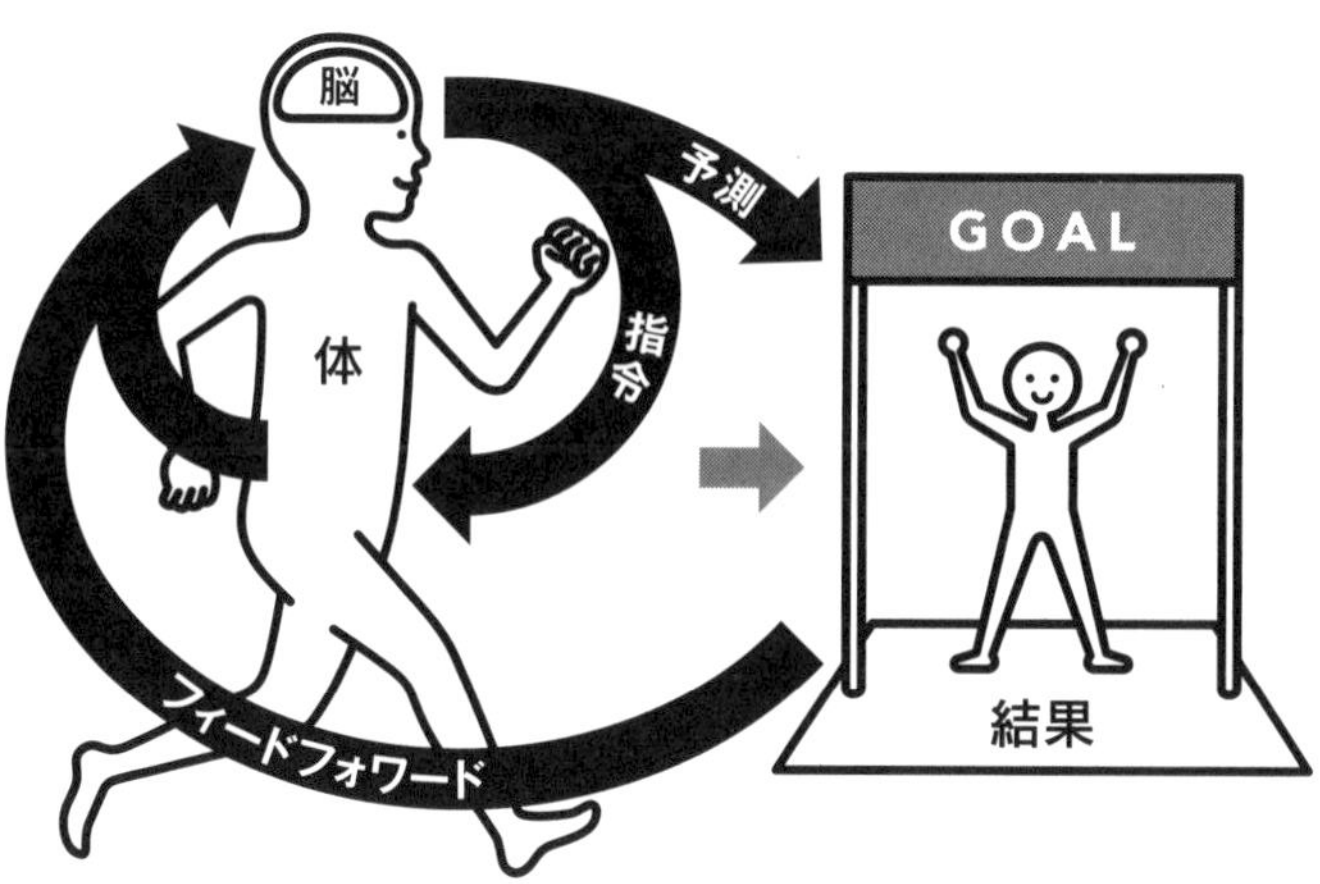

フィードバックとフィードフォワード

い直す（フィードバック）場合でも、間違えないようにする（フィードフォワード）場合でも、正しくできれば結果は同じですね。

しかし、自己裁量で行う仕事、行動の結果が読めない状況になると、フィードバック型の人とフィードフォワード型の人では、はっきりとした差が出てきます。

決められた状況を打開しよう、自分らしい仕事をしよう、と思ったとき、とくに役に立つのが、フィードフォワード型の脳の働きなのです。

「フィードフォワード型の脳」のつくり方

「ということは、何をするにしても漫然と行うのではなく、〝目標設定〟をすることが大事なんですね！」と思うのは、ちょっとお待ちください。

本書でお伝えしているのは、あくまでも「脳の働き」です。意識を変えるとか、気の持ちようを変えるというような取り組みではありません。**脳が自動的に、無意識的に「フィードフォワード」のシステムを起動しやすい状況をつくりましょう、**というのが、ここでの提案となります。

たとえば、先ほどの会議の資料の例で考えてみましょう。

会議の資料が机に積み上がっているとき、ただ「デスクをきれいにしよう」と目標を立てても、脳のフィードフォワードシステムはまったく機能しません。「会議の資料」と「デスクのきれいさ」が、脳の中で関連づいていないからです。

脳は、それまでに経験をしたことのないものについては、どんな動きの指令を出せばその目標を達成できるのかが、わかりません。

ですから、あなたがそこですべきなのは、**脳が「次の行動」を予測できるところまでは「前の行動」を途切れさせずに連続させる、**ということです。

会議を終えたら、その書類をデスクに置かずに、とりあえずファイルに挟《はさ》んでみましょう。議事録をつけるときも、会議直後に最初の部分だけつくってみましょう。すべての書類をきちんとファイルにとじたり、すぐに議事録を完成できなくても大丈夫です。

ここでの目的は、脳に「新しい作業の区切り」を見せること。

会議の終わりが作業の区切りなのではなく、資料をファイルにとじる、議事録をつける、などの次の作業が始まったところを作業の区切りとして脳に植え付けます。次の作業にちょっとだけ手をつけ、その法則を脳につかませるのです。

脳はいつでもあなたの行動を観察し、分析して「あなたの行動の法則」を更新しています。

この作業区切りの変更も、何回か意識的に行っているうちに「脳の予測」の対象となり、やりやすくなっていくでしょう。

「あなたは次の作業に手をつけてからやめる傾向にある」と、脳に分析させてやるのです。

この方法は、先行きが不確定な状況であればあるほど有効です。

なぜなら、脳が予測を立てるには、現状と将来像との関係を知らなければいけないからです。

次の作業にちょっとだけ手をつければ、今の自分が置かれた状況と目指すものとの関係が、より明らかになります。現状と将来像とのおおまかなつながり（＝法則性）

を見出すことが、脳がフィードフォワードを働かせるための材料となるのです。

資格試験にチャレンジしようとか、新事業プロジェクトが始まるなど、いつものルーチン作業にプラスアルファのやるべきことがあるときや、「いつもと違う」状況にあるときこそ、「ちょっとだけ手をつけてから行動を区切ること」を意識しましょう。

最初の1回は、「次の作業に手をつけよう」と強く意識することになりますが、次からは最初より自然に次の作業に手がつけられるはずです。「次の作業にちょっとだけ手をつける」ことを、脳に経験させてやるのです。

脳のフィードフォワードの働きを「よしよし」と見守りながら、あなたがリードしてあげてください。

「忙しくて試験勉強をする暇がない」……はずだった？

このフィードフォワードのしくみを活用できれば、あらゆる面で「すぐやる」システムが働き始めることになります。

たとえば会社員のBさんは、**仕事の傍《かたわ》ら、資格試験に挑戦しよう**としていました。しかし、忙しくて勉強ができない日々が続きました。

「資格をとろうと決めたときにはやる気があったのに、最近は仕事が忙しくなって、勉強から遠のいてしまっているんです」

たしかにBさんは、残業が以前より増えて帰宅が遅くなっているのですが、よくよく話を聞くと、残業の仕方、そして家に帰ってからの過ごし方にも、改善の余地があるようでした。

残業が増えている一因に、仕事量の増加と共に、「なかなかエンジンがかからず、集中できない時間」がありました。また、帰宅後も、「疲れているから寝たいのに、勉強しなきゃいけないから寝ないでガマンしているけれど、結局だらだら過ごしている時間」がありました。「残業→遅い帰宅→眠るのをガマン→睡眠不足→作業効率の低下→残業……」という悪循環といえそうです。

Bさんは、仕事の合間に勉強をしようと、常に鞄には参考書を入れていました。ところが、昼間は参考書を開く機会がまったくありません。帰宅すると鞄をリビングの椅子の上に置いて、そのままだらだらしてしまう。視界の端に入る鞄にプレッシャーを感じつつも、頭の中で、

「ああ、やらなきゃ」

とつぶやくだけで、実際には取りかかれずにいました。せっかくBさんは自分で目標を設定し、努力しようとしているのに、それによってかえって自分が苦しくなってしまっています。頑張ろうという気持ちが空回りしてしまっては、もったいないですよね。

ここでBさんの脳が、これまでに見出している法則を確認してみましょう。

まず、帰宅したら鞄を置く。ここで行動が区切れています。そのため、その後の作業はここで持ち越されています。

そこでBさんにしたアドバイスは、**「帰宅したら鞄から参考書とノートを出して、1行目に日付を書く」**ということです。**日付を書いたあとは自由にだらだらして構わない**という条件です。Bさんは、「それくらいならできそう」と言って帰っていきました。

1カ月後、Bさんは相変わらず残業が多く、帰宅も遅いままでした。しかし、毎日30分の勉強時間をとれていると言います。0分だった勉強が、毎日30分まで増えた。最初に聞いた悩みは解消したわけです。でも、さぞ満足しているだろう、と思いきや、

「全然ダメですね。30分しか勉強時間がとれていませんし、睡眠不足も解消していません」

と言います。私たちは、体調が悪くなったり損をしたことには敏感に気づきます。しかし反対に状況がよくなると、悪かったときのことを忘れてしまう。そのため、改善したことにはなかなか気づきません。**「いつも最悪」と感じているときは、本当に最悪なわけではありません。今の自分と過去の自分を対比できていないだけなのです。**

さらにその1カ月後、面談に訪れたBさんは、「だんだんと鞄から参考書を出さなくなっていることに気づきました。そうしたら、いつの間にか勉強もできなくなっていたんです。

でも、ここに来て相談する前は、その状態だったんですもんね。改めて、帰宅したら鞄から参考書を出して日付を書く、ということの意味がわかりました」と話していました。これでBさんには、自分の脳を望ましい行動に仕向けていく姿勢がつくられた、ということになります。

大事なことは、設定した目標通りに行動ができたかどうかではなく、**今の自分の行動が能動的にコントロールできているのかどうかに目を向けること**です。

「すぐやる」ためには、自分の「すぐやらなくなるサイン」に気づくことが必要なのです。それが、フィードフォワードのシステムが活用できているかどうかを見極める方法です。

次の作業にちょっとだけ手をつけることが、脳に予測を立てやすくするだけでなく、今の自分を知るサインだと位置づけておけば、どんな状況にもしなやかに対応することができるはずです。

exercise

「すぐやる」ための簡単エクササイズ2

流し台に皿を置かずに洗う

自宅で食事を終えたあと、流しに置いた皿をなかなか洗い始められない。

もしそんな状況で、「すぐにやらない」と思ったら、脳はあなたが皿洗いに取りかかる様子を予測できなくなっています。

そんなときは、ためしに食事を終えたら皿を1枚だけ流しに持っていき、そのまま洗ってみてください。1枚でも「皿をすぐ洗う」という動作ができると、あなたの脳は、「食事を終えて（＝現在）から皿を洗う（＝将来）」までの関係がわかります。

皿が流しに溜まった様子を見せないかわりに、手に持った1枚の皿をそのまま洗う様子を見せる。たったこれだけですが、それを見た脳は、「こんな展開もアリか！」と慌てて新しい法則を見出そうとします。

今の脳は、「食べ終わったら、どうせ皿を置いたままにするだろう」と、あなたを侮《あなど》った予測をしています。そんな脳を、ぜひ、慌てさせてみてください。

バッグの口を最後まで閉める

脳があなたの行動を予測するには、「動作の区切り」をわかりやすくしておくことが重要です。日常の何気ない動作にも、しっかりした区切りをつけることで、「先行きの不確定さ」を和《やわ》らげることができます。

バッグの口が開けっ放しになっていたり、部屋のドアがちょっとだけ開いたりしていませんか？

それぞれささいなことですが、目で見てわかるように動作の区切りをつけるには、「きちんと閉める」ことが大切です。これが、脳がスムーズに法則性を見出す秘訣です。

出勤して最初にメールチェックをしない

朝、出勤してデスクに座ると、まずはじめにメールをチェックする。

急ぎの案件があるときには必要なことですが、実はこれは、脳の「すぐやるモード」を解除してしまう動作です。

22ページで述べたように、脳は起床から4時間後がもっとも冴えている時間なのですから、この時間帯をアイデア創造や問題解決に充《あ》てたいもの。出勤してすぐメールの返信に時間を割き、本題の仕事に入るまでにロスをつくっていては、脳が絶好調に働くタイミングを逃してしまいます。

デスクに座ったらメールサーバーを立ち上げるクセのある人は、明日から、デスクに座ったら、何かひとつだけ、短時間で済む実作業に取り組むようにしてみましょう。1日のはじめにメールをチェックしなくても、ほとんど困らないことに気がつくと思います。そうやって、「出勤→メール」ではない流れを脳に見せるのです。

ほかにも、ここに行ったらついこうしてしまう、ということがあるでしょう。たとえばコンビニに行くとつい雑誌コーナーから見てしまうとか、電車で座席に座るとスマホでＳＮＳをしてしまうといったことです。

もしその習慣を変えたくなったら、その場所に行った直後に、まず「別の行動」をすることです。その「別の行動」を脳に見せれば、脳は望ましい法則を、新しく見出してくれるでしょう。

コラム

スモールステップの効用

「自分を変えよう！」と思ったときには、思い切ってガラッと新しいことを始めがちです。でも、それが長続きせずに、結局また同じ生活に戻ってしまうことはありませんか？

なぜ頑張っても自分を変えられないのでしょうか。それは、この「ガラッと変えよう」という発想が、脳のしくみには合っていないからです。

「自分を変える」ために行動を変えようという気持ちはわかりますが、行動を変えるにはその命令を出している脳を変えることが必要です。そのプロセスを飛ばして行動だけを変えようとすれば、どんなことも続きません。

脳を変え、そして行動を変えるための効率のいい方法が、「スモールステップ」です。間違えようがないくらい簡単で確実な課題から、少しずつレベルを上げていくことで、脳内での試行錯誤がなくなります。エネルギーや時間を無駄に費やさずに、もっとも効率よく学習ができるのです。

この学習法は、脳治療の世界では「エラーレス（誤りなし）学習」と呼ばれ、手術後のリハビリテーションではもちろん、教育現場や人材開発など、さまざまな場面で活用されています。

3章

すぐやる集団、すぐやらない集団……「すぐやらない」は伝染する!?

すぐやる―!

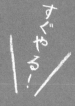

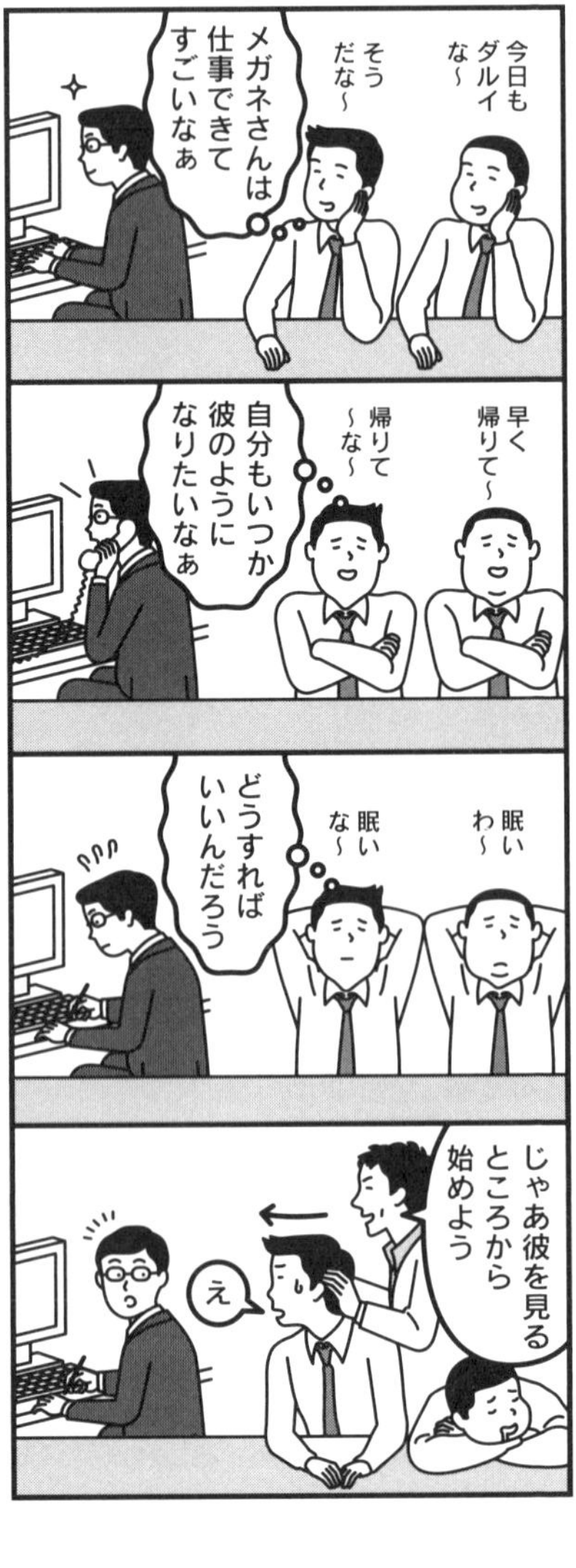
今日もダルイな～
そうだな～
メガネさんは仕事できてすごいなぁ
早く帰りて～
帰りて～な～
自分もいつか彼のようになりたいなぁ
眠いわ～
眠いな～
どうすればいいんだろう
じゃあ彼を見るところから始めよう
え

「なんか最近、あんまりやる気が出なくて……」

「うちの上司、仕事効率悪すぎ！　無駄なことばっかりだし、残業も多い！」

「あのチームは雰囲気もいいし、いつも結果を出してくるなぁ。いったい何が違うんだろう？」


……という人が「すぐやる」コツ！

脳は「他人を真似《まね》する」ようにできている

脳は無自覚に、「他人のしぐさ」を真似《まね》します。

あなたの周りに、すぐに作業に取りかからずに先延ばしした挙句、ギリギリになって周りの人の手を煩《わずら》わせる人はいませんか？

もしもあなたが、その人のしぐさや作業の取り組み方を目にしているとしたら、あなたの脳は、それを密《ひそ》かに真似しようとしています。どんなに「この人のやり方はひどい」と思っていても、脳は勝手にその人の動作を学び、自分もそうしようとしてしまうのです。

脳には、他人の行動を見ただけで、自分がその行動をしているときと同じような状態になる性質があります。実際に行動するときと同じ部位の活動が多くなるのです。たとえばテレビでマラソンを見ているだけで、脳はあたかも自分が走っているかのように反応します。

まるで相手の行動が鏡に映っているような現象のため、これらの動きを担う神経群は「ミラーニューロン」と呼ばれています。

ミラーニューロンは、1992年にサルの脳でその存在が発見され、その後、ヒトにも存在することが明らかになりました。

たとえば、「ものを握る」というヒトの動作を観察すると、その人の脳内の、左下前《ひだりかぜん》頭回《とうかい》、上側頭溝《じょうそくとうこう》、左縁上回《ひだりえんじょうかい》、右小脳後部《みぎしょうのうこうぶ》、右運動前野背側部《みぎうんどうぜんやはいそくぶ》、補足運動野吻側部《ほそくうんどうやふんそくぶ》が活動するという結果が得られています。これらの部位はものを握ったときの感覚やどのくらいの力で握るかという手の動きを司《つかさど》っています。自分はものを握っていないのに脳内では握ったときと同じ状態になるのです。

このように脳は無意識に他人を真似してしまうため、自分でも気づかないうちに周囲の人と、しぐさや話し方、口グセが似てきます。ですから、**周りに「すぐやらない人」がいれば、それもまた周囲に伝染していき、チームや職場全体に「なんとなく先延ばしにする雰囲気」がつくられていく**のです。

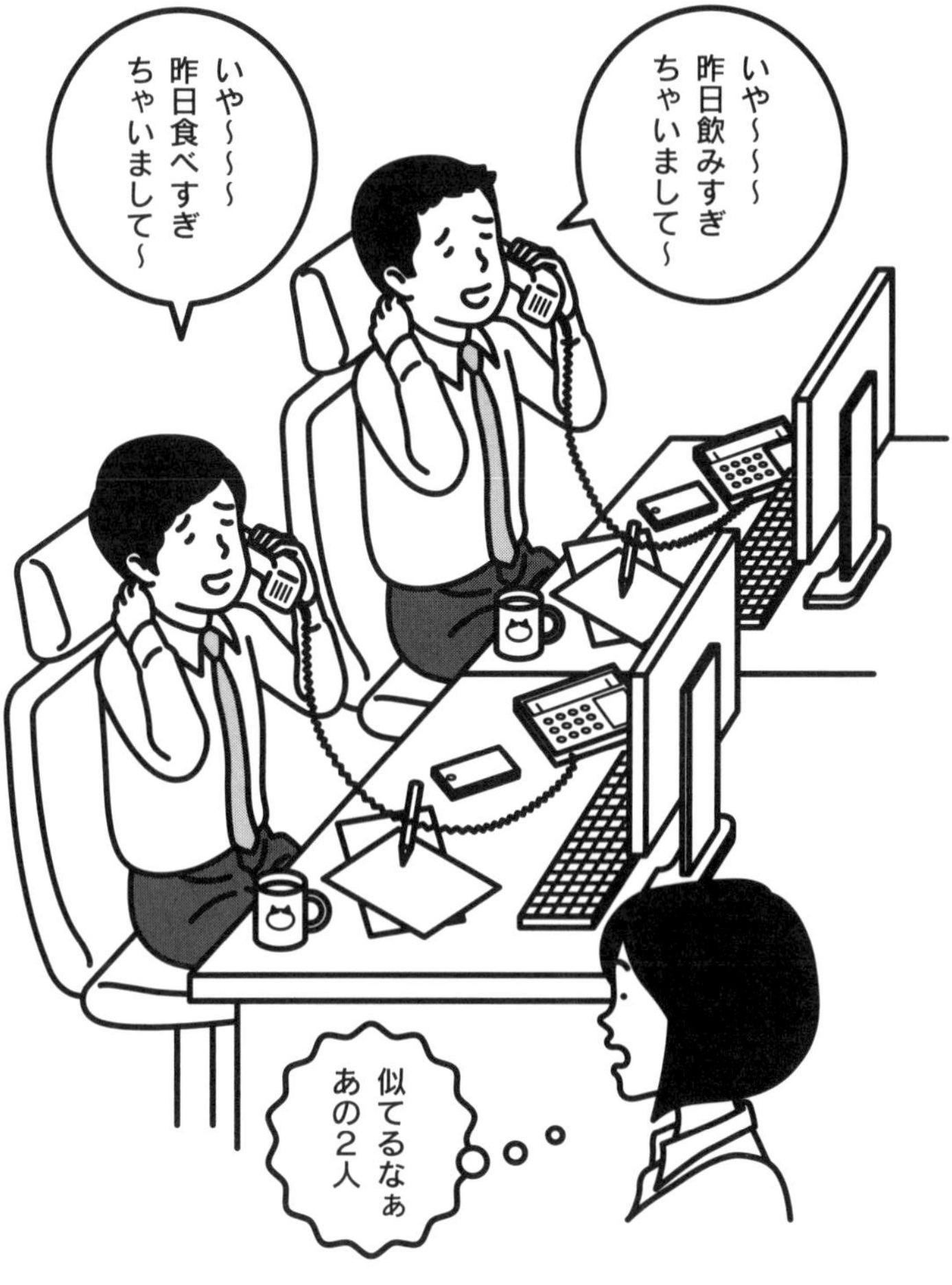
いや〜〜〜
昨日飲みすぎちゃいまして〜
いや〜〜〜
昨日食べすぎちゃいまして〜
似てるなぁ
あの2人

私たちは無意識に「周囲の人を真似して」いる

「すぐやらない」が伝染するのは、なんとしても避けたいですね。

もちろん、周りに「すぐやる人」がいればそれも伝染していくわけですが、残念ながら**「すぐやらない人」のほうが伝染力は強い**ようです。

それは、「すぐやる人」はさっさとその作業を済ませてしまうから。「すぐやらない人」のほうがそれに関わっている時間が長くなるために、いやでも「すぐやらない人」が視界に入ってしまう。それで、ミラーニューロンがより大きく反応してしまうのです。

脳の性質を逆手に取る方法

ミラーニューロンの働きは、一時的なものにとどまりません。繰り返しになりますが、脳は、「見る」「聞く」「触る」という3つの入り口から情報を得て、体の動きとしてそれを表現しています。

たとえば、脳に損傷を負ってコップがうまくつかめなくなった患者さんがいるとします。その人に、「コップに手を伸ばして握ってください」と声をかけて、「聞く入り口」

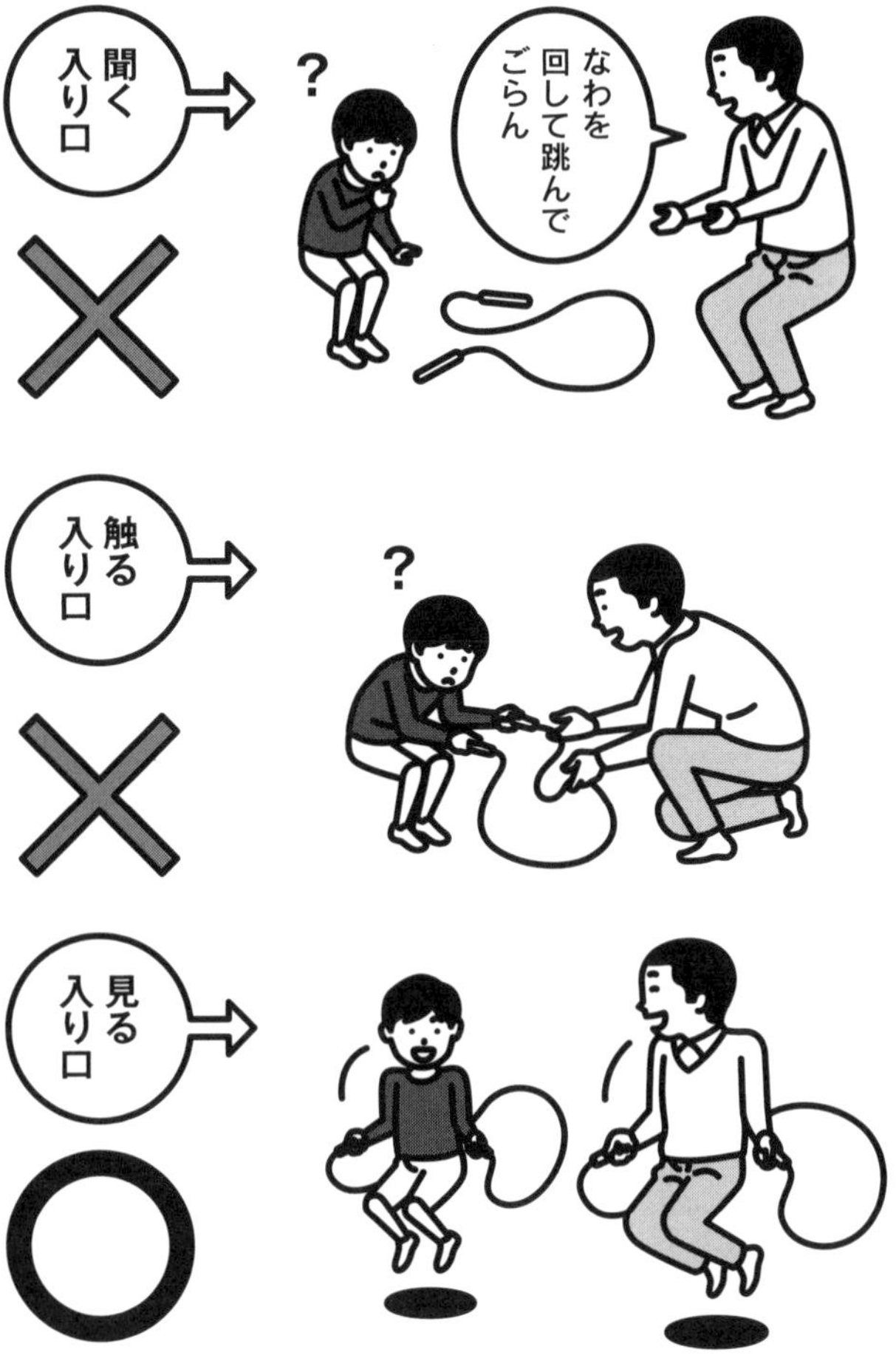

「脳への指示」のしかたが変わるだけで「できなかったこと」ができるようになる

に働きかけても、手にコップを触らせて「触る入り口」を刺激しても、脳が損傷しているために、うまくつかめませんでした。

でもそのとき、私が横並びになり、実際にコップを握る動作をして、それを見て真似てもらうと、その人はコップを握ることができました。これを繰り返しているうちに、「コップを握って」と声をかけるだけで、あるいはコップを触らせるだけで、この人は正しく握ることができるようになったのです。

このように、脳は一部が損傷しても、別のアプローチで正しい体の動きをたどることによって、脳が「回復」することはよくあります。この治療法を「モダリティ間促《かんそく》通法《つうほう》」といいます。

「モダリティ間促通法」は、リハビリテーションに限らず、ふだんの私たちの生活においても素晴らしい働きをします。しかし実は、このしくみがあるばかりにうまくいかないことも起こります。一度、何かのルートが強化されることによって、どの入り口からどんな情報が入っても、同じ反応をしてしまうことがあるのです。

手にした書類を移動した先々で置きっぱなしにして、大事な場面で取り出せなくなる人のしぐさを見続けていれば、あなたも「取りあえずそこに置く」という行動をするようになります。

あなたのしぐさそのものが、「すぐやらない人」に近づいていくわけですから、しだいにあなたの脳は、あなた自身のどんな行動からも「すぐやらない」を学ぶようになります。そうして**脳に入ってくる情報の質が「すぐやらない人」に片寄ってしまうことで、いつしか、どんなことにも「すぐやらない人」のような反応をすることになります。**

ものの言い方や仕事の仕方まで似てきてしまうのです。

配属替えや転職をしたあと、久しぶりに同僚と顔を合わせたときなどに、

「なんだか○○さんに似てきてるよ」

「雰囲気が変わったね」

などと言われたことはないでしょうか。これこそが、ミラーニューロンの働きで「モダリティ間促通法」が機能している典型例です。

ミラーニューロンの働きは、見ている相手のしぐさを、自分の脳の中で再現しているような状態です。相手の動作を自分に置き換えることで、相手の意図や目的を理解

しようとしている、といえます。

さらに最近は、ミラーニューロンによって、意図をくむばかりでなく、相手に共感したり相手の心の中を理解しようとしている、という見解もあります。あなたが今、所属している企業や周りにいる人の考え方や感じ方に染まっていくのも、ミラーニューロンの働きであるという捉え方です。

ミラーニューロンは、神経の無意識的、自動的な活動なので、その集団に染まりたくなくても、そこに所属し、その様子を目にする限りはやめることはできません。神経活動は、**あなたが真似をしたい相手でも真似したくない相手でも、同じように働いてしまう**のです。

ですから、脳に真似させる相手を間違えないようにしましょう。そのためには、あなたが真似をしたい人のしぐさが、自然に脳に映るような状況をつくればよいのです。

脳の働きをあの「優秀な人」に近づけるひと工夫

まずは、**自分の周囲にいる「すぐやらない人」が目に入らないようにする**ことが肝心です。たとえば席替えを希望するとか、「すぐやらない人」との間に視界を遮《さえぎ》るようなものを置きましょう。もしチーム全体や周辺の皆が「すぐやらない」傾向にある場合は、できるだけ席を立って、脳に別の人を見せましょう。

そして反対に、**あなたの周りに「すぐやる人」がいたら、その人が視界に入るように心がけましょう。**その人の言動に注意を払い、できるだけしぐさに注目してください。

その際に、ちょっとしたポイントがあります。それは、先ほどのコップをうまくつかめなくなった患者さんへのリハビリテーション同様、**真似をしたい相手と同じ方向を向き、横並びの状態になること**です。

対面で人を見たときに、脳はその人の画像を反転させなければいけません。脳の中でいったん知覚された画像を反転することを、「メンタルローテーション」と呼びます。この「メンタルローテーション」は、ふだんはごく自然に行っているので、ささいなことのように感じられるかもしれません。しかしこれも、脳にとっては立派な課題です。

たとえばデスクに置いてあるコップを頭の中で想像してみてください。それを、想像だけで下から見てみる。すると円柱形に見えていたコップは丸に見えるようになりますね。リアルに思い描こうとすると、それなりの難易度だと思います。

「すぐやる人」のしぐさを効果的に真似できるように、その他の課題をなくしてあげるのです。

対面でいるときよりも、一緒の方向に歩いていたり車に同乗しているときのほうが会話が弾みやすい、相手と親密になりやすいのも実は、メンタルローテーションの負荷のあるなしが関係しています。

ふだんの仕事で「すぐやる」秘訣

さらに「すぐやる人」を自分の脳内に取り込むためには、共同作業が有効です。

ミラーニューロンの中には、他人の行動と連動する「カウンター・ミラーニューロン」が存在する、と考えられています。

たとえば、相手から名刺を片手で差し出されれば片手で受け取るでしょうし、両手で丁寧に差し出されれば、あなたも姿勢を正して両手で受け取るでしょう。いわゆる

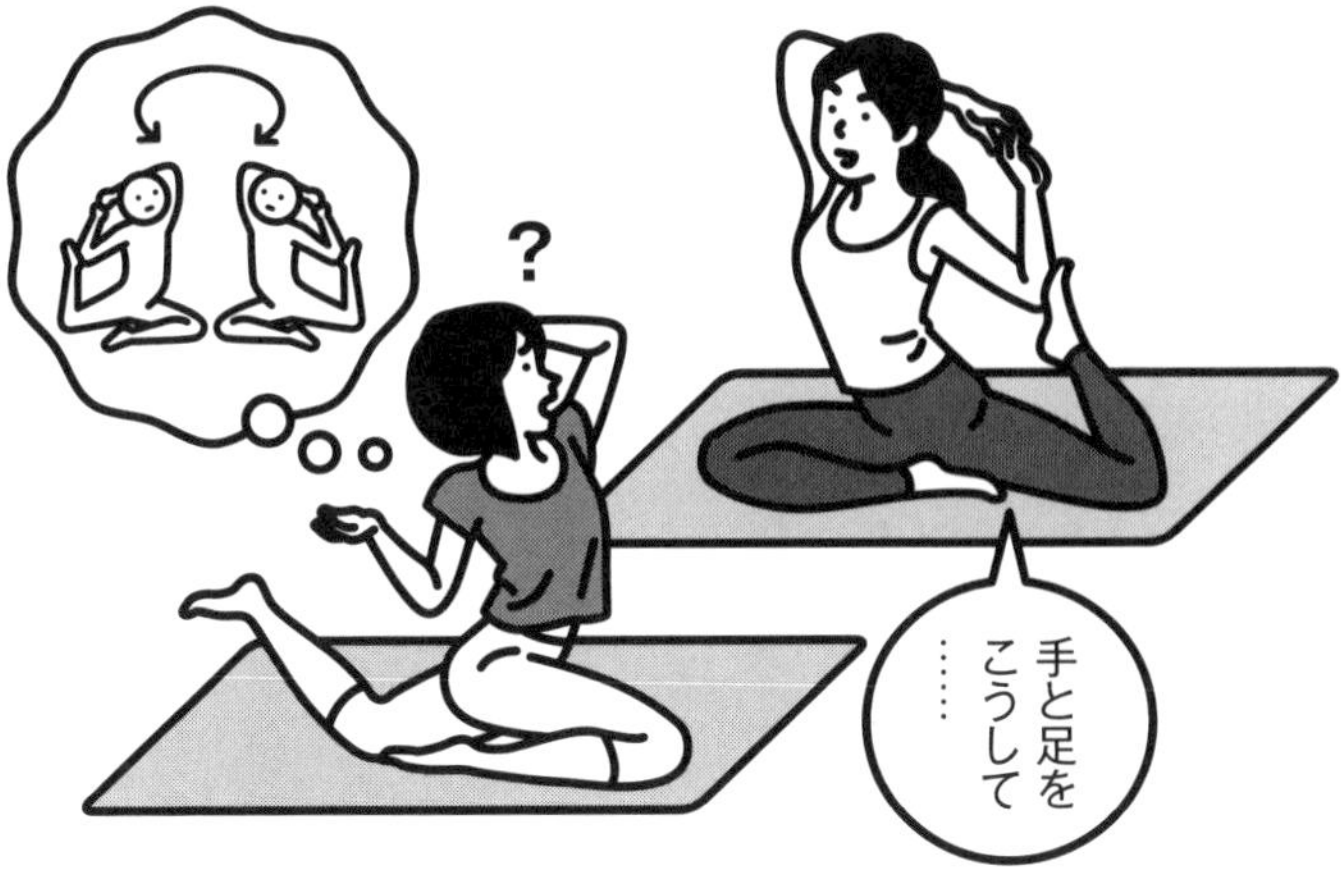
?
手と足をこうして……

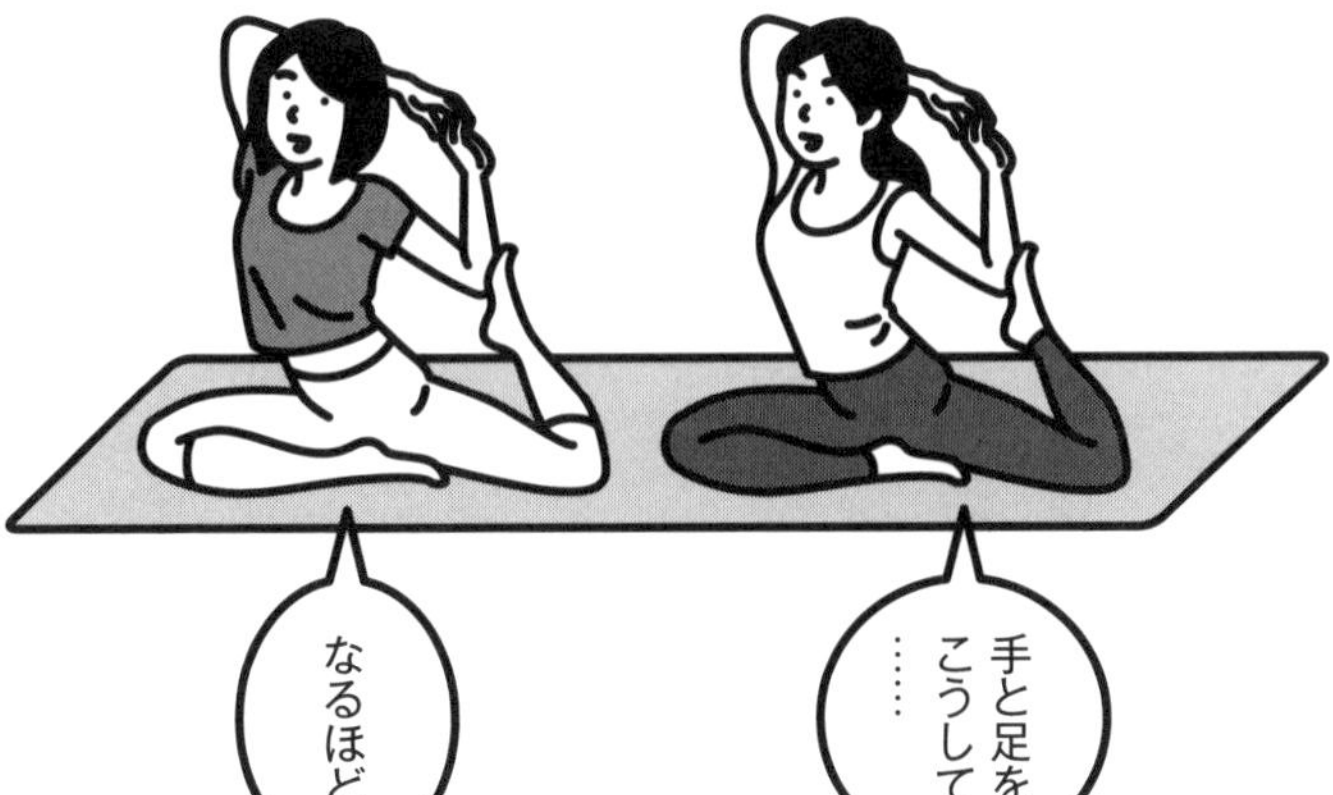
手と足をこうして……
なるほど

「向き」をそろえるだけで難易度がガクッと下がる

れているのです。

「空気を読む」というような働きですが、これが、神経レベルでなされていると考えられているのです。

そこで、「すぐやる人」が、展示物をつくっていたり、資料の用意をしていたら、さりげなくその作業を手伝ってみましょう。「何かお手伝いしましょうか?」など改まって手伝うより、その人がしている作業の流れに自然に応じるような動きをするときに、あなたの脳ではミラーニューロンが働きます。

管理職研修会など、仕事ができる人たちでグループワークをすると、阿吽《あうん》の呼吸で流れるように作業が進むことがあります。参加者自身もふだんの自分以上の力を発揮できたという感触が得られているような状況です。

この場は、まさに**共同作業によって、自分が引き上げられている**状態だといえます。**レベルの高い集団に身を置くことで、自分のレベルが上がる**のです。

同様に、「すぐやる人」との共同作業は、あなたの行動を変える絶好の機会です。

そのときには、できるだけその人たちのしぐさに注意を向け、脳に真似をさせやすいように仕向けてみましょう。

「上司ができない人だから、残業が多い！」……はずだった？

なかなか作業に取りかかれないとき、脳は、何を見てしまっているのでしょうか。職場環境の影響を受けていたCさんの例を見てみましょう。

Cさんの職場はデスクワークが中心で、基本的に一日中、自分のデスクに座りっぱなしです。

実際に忙しいこともあるのですが、どちらかというと、「忙しそうにしているだけ」と感じられる日も多いといいます。たとえば、唐突に会議が始まり、どんな会議も終わればすぐさま議事録を作成。それを複数の人間がチェックをしてファイリングする、という感じで、無駄な業務を増やす傾向があるようです。

そんな環境にいて、課題を先延ばしして残業になってしまうCさんからは、職場の人の悪口がどんどん出てきます。

「資料をつくるように上司から命じられてつくっているのに、その最中にその上司はどこかに電話をして資料の内容を確認しているんです。それからまた別の指示をしてきます。つくり直してばかりで、これでは仕事になりません！」

という具合です。

話を聞いていると、その上司の仕事効率はたしかに悪いのですが、もうひとつ、気になるところがありました。Cさんは、上司の行動をとても細かいところまで観察しているのです。

そのままではCさん自身も、その上司と同じような仕事の仕方になってしまいます。私はCさんに、ミラーニューロンのしくみと共に、その考えを説明しました。

次にCさんが外来に訪れたとき、再び話を聞くと、以前より早く帰宅できるようになったと言います。

「上司のことをあまり気にしないようにして、ずっとデスクに居続けないで席を立つようにしました。以前は上司がいないときには、同僚と一緒に上司の悪口を言っていましたが、先生に相談してからは、そのタイミングでお互いの作業を手伝って一緒に進めるようにしたんです」

ということでした。

自分の脳に、仕事効率の悪い人の様子を見せ続けていたのが、先延ばしの原因だったことに気づけたようです。Cさんが自分から改善できたように、しくみがわかれば、おのずと解決策は思いつきます。

ただ言われた通りに実行するのではなく、自ら解決策を見出せた人は、その後も、自分で状況を打開していくことができます。

あなたも、ご自身の問題と照らし合わせて、まずは自分自身で解決策を探してみてください。誰かにアドバイスをもらうよりも、それが一番の有効手段になるはずです。

exercise

「すぐやる」ための簡単エクササイズ3

一流の人のしぐさに注目する

あなたの脳は、目に映った人のしぐさを、無意識に真似ていきます。せっかくならば「理想のしぐさ」を真似させたいですね。そこで、一流の人のしぐさに、意識的に注目してみましょう。

たとえば、テレビでスポーツ中継を見ているとき、結果を見るだけでなく、選手の体の使い方や姿勢に注目してみましょう。一流の人の体の動きはとても美しく、見ているだけで思わず自分の体も一緒に動いてしまうような感覚を味わうと思います。

他人のしぐさに注目し出すと、その人の心情やコンディションがわかるようになってきます。ミラーニューロンによって、あなたの脳内で、相手の意図をくみ、共感する働きがなされるのです。

心地よいと感じる人と出会ったら、その人のしぐさを脳に真似させること。それが「すぐやる人」になるための近道となるでしょう。

「すぐやる人の動き」を言葉にする

本章で紹介した「ミラーニューロンが、相手の動作を再現し、理解、共感にまで関与している」という考えは、実はまだはっきりと根拠が確立されているものではありません。

「他人の動作を見て脳の一部が働くのは、再現をしているのではなく、単に見た運動がイメージされているだけなのではないか」という見解もあります。たしかにイメージトレーニングは有効で、運動が脳の中でイメージできれば、体はそのイメージのように動きやすくなります。それが、あたかも一緒にいる人の動作に似てくるように感じられているだけではないか、ということです。

この考えに立った場合、「すぐやる人」になるためには、自分の脳内に理想的な動作をイメージすることが役立ちます。そこで、「すぐやる人」のしぐさを言葉で表してみましょう。

「あの人は、立ち話をしているところに私が通りかかっただけでも、必要な情報をさっと言ってくれる」

「あの人は、忙しそうにしていても、頼んだことにはすぐに反応してくれる」

などと、「すぐやる人」のふるまいやしぐさを口に出して話すのです。そのとき、あなたの脳では、「すぐやる人」の動きがイメージされ、さらにそれが言語化されたことで、次の行動として再現されやすくなります。


間違っても、仕事効率が悪い人、すぐやらない人の行動を、

「信じられない！　こんなことをするんだよ」

と張り切って言語化しないこと。脳に誰のしぐさをイメージさせたいかを自覚して、その人の動きをなるべく細かく表現することが、あなた自身が「すぐやる人」になるポイントです。

腕組み、足組みをせず、座り姿勢を正す

周りに絶対「真似したくない人」がいる！　そんなときもまず、あなたのしぐさを変えてみることをおすすめします。

たとえば会議中ならば、腕組み、足組みをせず、座り姿勢を正しましょう。「真似したくない！」と強く感じるような人たちは、姿勢が悪いはずです。序章でお話ししたように、仕事効率が悪い人は、脳の覚醒度《かくせいど》（目覚めている度合い）が低いもの。

脳がしっかり覚醒していないときには、体の中心部の筋肉の活動が低下するので、体をまっすぐ保つことができず、骨で体を支えようとします。それが、腕組みや足組み、ずっこけた感じの座り方である仙骨座《せんこつずわ》りになるのです。

周囲の人がこのような姿勢をしているときは、あなたにも自然にこの姿勢がうつってしまいがちですが、自分だけはあえて、きれいな姿勢でいましょう。

ミラーニューロンを抑制するつもりで、相手とは違う姿勢をとる。心がけ程度ですぐにできるはずですよ。

コラム

他人のしぐさを「あえて真似しない」

この章では、「すぐやる人」の行動を真似ることで、あなた自身も「すぐやる人」になる方法を紹介しました。

しかし、本当に理想的な人が身近にいて、その真似をすればすべてが解決する、なんてことは、現実にはなかなかないでしょう。

そこで、ミラーニューロンの働きに頼りながら、そこからさらに進んで、他人をあえて真似しない、ということを考えていただきたいと思います。

私たちの脳内では、自分と他人を区別して、その場の状況や自分の立場との関係を解釈する働きが、常に生じています。この働きを「メンタライジング」といいます。このメンタライジングには、前頭前野内側部、上側頭溝、下頭頂小葉《かとうちょうしょうよう》、側頭頭頂接合部《そくとうとうちょうせつごうぶ》が関与していることが明らかになっています。

あえて相手のしぐさを真似しないようにしたとき、これらの部位が活発になるのです。一方で、ミラーニューロンに関する部位は抑制されて働きが低下します。

相手の真似をせずにいる。それは自分らしさを発揮する、ということでもあります。

ミラーニューロンとメンタライジング。このふたつの機能をうまく使い分けることが、「自分はどうありたいのか、そのために、何をすぐやるべきか」という選択につながります。

「すぐやる人」の真似をしてミラーニューロンを働かせると、あなたも「すぐやる人」に近づけますが、ときにはあえて、その真似をしないでおく、ということも必要だと思います。

4章

「脳が勝手にやる気になる」言葉の使い方

すぐやる！

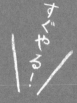

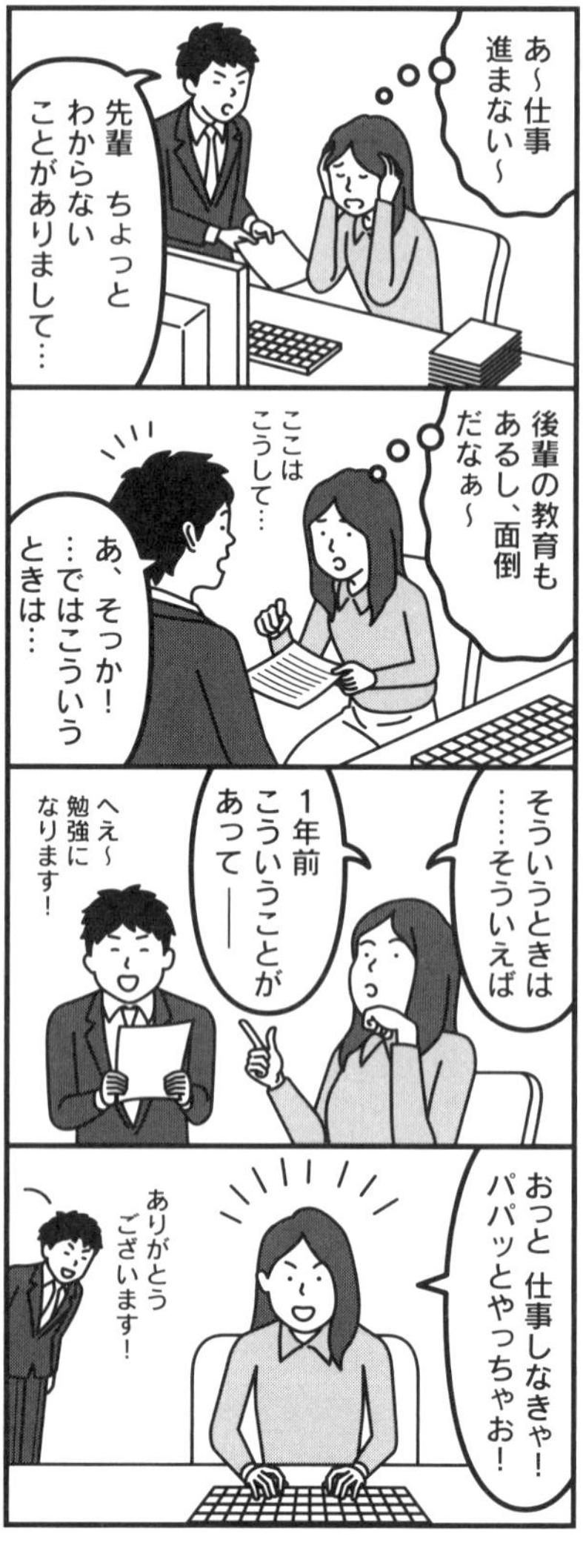
あ〜仕事
進まない〜
先輩　ちょっと
わからない
ことがありまして…
後輩の教育も
あるし、面倒
だなぁ〜
ここは
こうして…
あ、そっか！
…ではこういう
ときは…
そういうときは
……そういえば
1年前
こういうことが
あって——
へぇ〜
勉強に
なります！
おっと 仕事しなきゃ！
パパッとやっちゃお！
ありがとう
ございます！

「やり始めるのが億劫《おっくう》だ……」

「手にとる気にもならない」

……という人が「すぐやる」コツ！

脳を「その気」にさせるキーワードとは？

これまでにご説明した「目」から入る情報のほかに、「耳」から入る情報もまた、脳のやる気を増強したり、反対に「すぐやらない言い訳」を与えたりします。

耳から入れる情報の中でももっとも大切なのは、**「あなた自身が発する言葉」**です。

多くの人は、何かを思考するときに言葉を使います。頭の中で言語化することで、自分の考えをまとめ、行動に移すことができる。つまり、**言葉によって脳は動き出す**のです。

ただし、「頑張ろう」「大丈夫、私ならできる」「諦《あきら》めるなよ！」とかいう、自分を励ましたり鼓舞《こぶ》する言葉を言おう、というわけではありません。

そういう口先だけの言葉ではなく、脳内をどんな言葉で満たすのか、という話です。

この章では、脳を「その気」にさせる言葉の使い方を考えてみたいと思います。

脳を「スタンバイ状態」にセットしよう

言葉を話すことと体を動かすことは、脳の中で密接な関係があります。

脳の中で「言葉を話す」役割をしているのは、「ブローカ野《や》」という部位です。右利きの人のほとんどが、左側の脳の横、ちょうど左耳の先端の少し前あたりに位置しています。

「ブローカ野」は「運動性言語野」と呼ばれ、これまで、言葉の中でも主に「しゃべる」ことを担当していると考えられてきました。しかし、最近になって、「しゃべる」に限らず、「体を動かすこと」全般にも関わっていることが明らかになりました。

82ページで紹介した「ミラーニューロン」が最初にサルの脳で発見されたのは、脳の「F5野」という部分でしたが、これは人間ですと「ブローカ野」に相当します。他人の動きを受けて自分がどのように体を動かすか、そのシミュレーションが行われていると考えられています。

「しゃべること」と「体を動かすこと」を同じ脳の部位が司っているのですから、そこをうまく活用することで、**「言葉」を「行動」に変えることができる**はずです。

「ブローカ野」を利用して、すぐやることを達成する方法を見ていきましょう。

脳が自分から動き出す「言葉」の正体

ここで、「体の動きに関する言葉」を3つに分けて考えてみましょう。

たとえば、デスクに座ったものの、目の前の仕事になかなか手をつけられずにいる場面を想像してください。そのときに生じる言葉は、

①主観的な言葉
②客観的な言葉
③経験的な言葉

に分けられます。

主観的な言葉とは、目の前の仕事に対して、「面倒くさいなぁ」とか「だるい」「やりたくないなぁ」という、感情をそのまま表す言葉です。

客観的な言葉は、状況を描写する言葉です。「書類が積まれている」「今、自分は座っている」などです。

そして経験的な言葉とは、今の状況をどのように感じているかを表す言葉です。主観的な言葉と客観的な言葉の間に位置づけられ、「すぐやる」ためのカギとなります。

「山積みの書類を読むのが億劫で、手にとる気にならない」

「見えているけど、手を伸ばせない」

といった感じで、自分が抱えている問題を「体の様子」にして表現するのです。

この発見が、リハビリテーションの常識を変えた!

3つめの「経験的な言葉」は、脳が損傷して体が動かなくなった方の治療に活用されています。この「経験的な言葉」の発見は、リハビリテーションの分野では画期的でした。

それまでは、動かなくなった部分をセラピストがひたすら動かしていく、というのがリハビリテーションの主流でした。たとえば脳梗塞《のうこうそく》で半身が動かなくなった患者さんには、セラピストがつきっきりで、動かない半身を動かす。固まった筋肉や骨をほぐして緩ませていくことで再び動くようにする、というような発想です。

たしかに、動かなくなった体は、見た目には「固まってしまった」ように見えるので、このように発想するのは自然です。しかし、ヒトのしくみから考えると、これはきわめて表面的な対応です。

脳の損傷で体が動かなくなってしまったとき、その問題は「動かない体」にあるのではありません。その部分を動かすことを担っている脳に問題がある、と考えるべきです。

ですから、治療としてやるべきことは、体をひたすら動かしてあげることではありません。脳の問題を解決すること。言い換えれば、**脳を動かしていくこと**です。

このときに使われるのが「言語」であり、その中でも「経験的な言葉」なのです。

たとえば、右肩から手先までが動かなくなった患者さんがいるとします。

「右手を挙げてみてください」

と言うと、顔をゆがめて苦しそうに力を入れてくれますが、右肩が少し上がる程度で、腕は上がりません。脳を治療するときには、ここでその患者さんに、「どんな感じだったか」を詳しく尋ねていきます。すると患者さんはまず、

「力が入らない」

「動かない」

と言います。これが、①の主観的な言葉、②の客観的な言葉です。そこから、その体がどんな様子なのかに焦点を当てていくのです。すると、患者さんの言葉は、

「鎧《よろい》を着ているみたい」

「自分の手ではなく重たい石がくっついているみたい」

などと、③の経験的な言葉に変わっていきます。

この「鎧」や「石」が、この人の脳の中でつくられている右腕の状態です。この状態では「手が挙がらない」のは当然ですよね。

そこで、患者さんが「鎧を着ているみたい」と言ったなら、

「軽い鎧を着けているみたいに動かせますか?」

「鎧を着たまま動くようにできますか?」

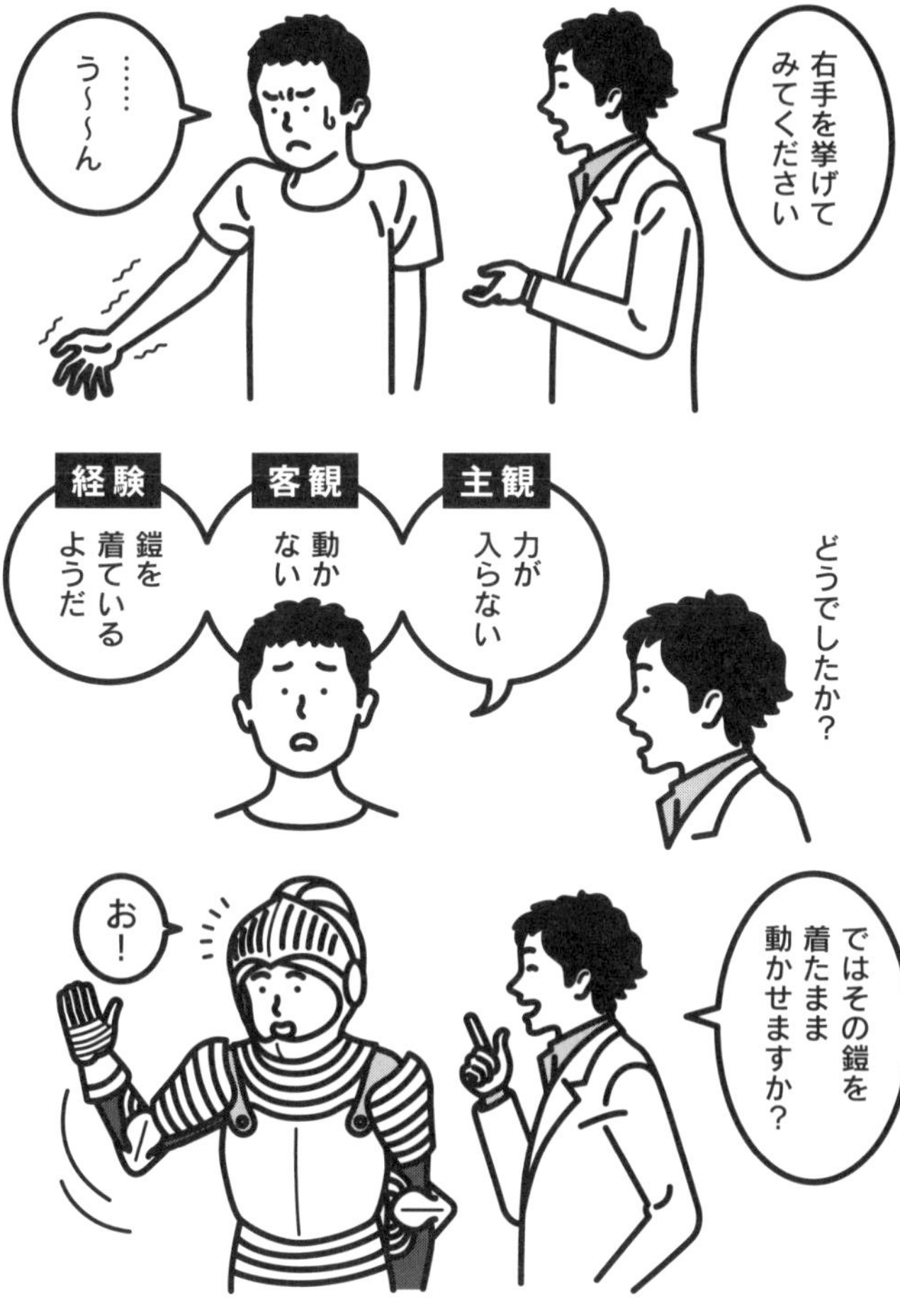
右手を挙げてみてください
……う〜〜ん
どうでしたか？
主観
力が入らない
客観
動かない
経験
鎧を着ているようだ
ではその鎧を着たまま動かせますか？
お！

「経験的な言葉」が「すぐやる」の引き金に！

と投げかけてみると、反応が先ほどとは変わってきます。さっきはほとんど動かなかった腕から無駄な力が減り、肩だけでなく腕も動きそうな様子を見せ始めるのです。私たちは、脳内でいつも何かの「仮想現実」をつくり出しています。それを表現し、「経験的な言葉」にしてやることで、その仮想現実に合わせた動きを体が取り戻してくれるのです。

動かない体を動かすリハビリテーションと日常の「すぐやること」は、程度は違うものの、考え方は同じです。私たちは、「経験的な言葉」を無意識のうちによく利用しています。

たとえばスポーツ観戦にしても、チーム内で盛《さか》んに声を掛け合っているのをよく見ます。野球で、ピッチャーのコントロールがうまくいかないとき、「硬くなってるぞ」とか、「力《りき》まずにいこう」なんて言ったりします。

自分のプレーや相手のプレーに**「どう感じたのか」の言葉を交わし合うことで、次の動作のシミュレーションができる**のです。

チームが好調なときほど、選手同士が盛んに声を掛け合っているのは、このしくみが関係していると考えられます。

私たちが、「やらなきゃ」と思いながら手をつけられずにいることも、脳を動かす言葉で表現し直してあげることで、スムーズに動き出せるようになるのです。

自分が体験したことを、言葉にして話す。

これほど簡単で確実に、脳を動かす方法はありません。

あなたは最近、身のまわりであった出来事を誰かに話せていますか？　話す機会が少なかったら、できるだけその機会をつくるように努めましょう。

「言葉」と「記憶」の切っても切れない関係性

体験したことを話す。すると脳は、自身が体験したことの情報をより鮮明な感覚と共に保存することができます。海外旅行など、その後の価値観に影響を与えるような貴重な体験をしたときと同じようなことが、脳内では起こるわけです。

反対に、体験したことを話さずにいると、脳内では体験の情報が曖昧《あいまい》なまま保存されます。記憶として保存はされていても、言葉というインデックスがついていないので、思い出されることはありません。これでは、忘れてしまっているのとさして変わりません。体験を言葉にしないということは、非常にもったいないことなのです。

ただし、ここでおすすめしているのは、「業務報告」といった類《たぐ》いのことではありません。業務報告では、主に事実を述べますね。これは②の「客観的な言葉」です。相手に事実を伝えたり、出来事の記憶を整理するには有効ですが、「すぐやる」ことにはあまり役立ちません。

そうかといって、感じたままを話すのも少し違います。「すごいむかついた」「信じられない」「ざまあみろと思った」などの感情は①の「主観的な言葉」です。繰り返しになりますが、すぐやるために必要なのは③の「経験的な言葉」です。**客観的な話に、自分なりに感じたことや、体の様子を付け加えるように話してみましょう。**

「クライアントとの初めての打ち合わせだったけど、意外と盛り上がってこっちも身を乗り出して話しちゃった」

「プレゼンで緊張して、肩に力が入っちゃったよ」

こんなふうに体の様子を言葉で表現することで、あなたの脳は、その体ならば次はどう動けばよいのかをシミュレーションしやすくなるのです。

「すぐやる環境」をつくる「雑談」テクニック

日常の場面で「経験的な言葉」がよく使われているのが、家族や友人との雑談です。

最近、企業内でも雑談に対する風向きが変わりつつあります。

これまでは、決められた業務をすばやく確実に行うために、「報告・連絡・相談」が重視され、雑談は単なる気分転換、と考えられてきました。

しかし、「クリエイティブな職場ほど雑談が活発だ」と、その評価が変わってきたのです。実際、メーカーなどの人に話を聞くと、

「ユーザーの視点に立ってゼロから考えられるのは、雑談の場面が多い」

と言われることが多いです。あえて業務の合間や終了後に、アルコールなしの雑談を取り入れている企業も出ているほどです。

職場では、毎日顔を合わせて会話をしていても、お互いのことをほとんど知りません。ましてや、隣の人が、どんな体験をして、どんなふうに感じたのかなんて、知る由《よし》もありません。突然「退職する」という話を聞いて、それまでどんなことを考えていたのかをはじめて知る、なんていうこともよくあります。

このような環境では、「経験的な言葉」のやりとりは行われません。脳内に次の動きが準備されないので、「すぐやらない人」が増え、何かと言い訳があと付けされる風土ができあがってしまいます。

とくに男性は、雑談が苦手です。それは、男性の脳が相手の表情やしぐさ、容姿などを観察するのが苦手なことと関係しています。観察から多くの情報を読み取れないので、話の糸口を見つけたり、広げていくのが難しいのです。

雑談が苦手な方は、相手に意識的に質問を投げかけるようにしましょう。相手の話に「なるほど」「そうですね」で終わらず、

「そのときどんなふうに思うんですか?」

「なんでそうされたんですか？」

など、必ずひとつは質問をしてみる。すると、相手は経験的な言葉を使ってどんどん説明してくれ、雑談の効用が得られます。質問をした人の脳も、そのやりとりを聞いて会話のパターンを学習し、雑談が上手になっていきます。

さらに、質問を投げかけることで、親密になりたいと思っていることが相手に伝わり、お互いの信頼関係も築けて一石二鳥です。

意識的に雑談をする機会を増やし、脳に次の動きを準備させましょう。**雑談は、楽しみながら「すぐやる人」になれる大切なツールです。**

「人間関係は苦手だから、皆と距離を置いていた」……はずだった？

この章のまとめとして、Dさんの例を紹介しましょう。Dさんは責任感が非常に強く、何気ない会話でも「正しく答えなければ」「どう答えるのが正解なんだろう」と構えてしまう性格でした。だんだん人と話をするのが億劫になってきたので、職場では、「誘っても来ない人」で通し、同僚や後輩と距離を置くようにしていました。

そんなDさんは、仕事でやるべきことが重なるのが苦手だといいます。複数の案件を抱えると、それぞれの案件について何をやるべきなのかをすべて把握してから取り組もうとするため、始まりが遅くなって仕事がこなせなくなっていました。

Dさんは、「経験的な言葉」を使いこなせていない典型例です。「客観的な言葉」だけを使おうとするあまり、脳が次の行動の準備をできなくなっていたのです。

そこでDさんには、自分の体験を人に話し、経験的な言葉を使うようにすすめました。

1カ月後、再び外来に見えたDさんは、後輩の教育に自分の話題を盛り込んでみた、と言っていました。仕事上、後輩を指導する場面で最近体験したことや自分が感じたことを話すようにしたそうです。

すると、相手もたくさん話してくれるようになった、「やるべきこと」に手がつかないまま放置されることが減って、楽しくなってきたと言います。これまでほとんど話しかけてこなかった後輩が、話しかけてくるようにもなった、ということでした。

Dさんのように、まずは自分がもっともやりやすい場面で試してみるのが、成功の秘訣です。話すのが苦手な人が「ランチに誘って雑談をしてみよう」などと考えると、脳にとっては課題の難易度が高すぎます。結果として、脳がどう動けばいいのかの予測を立てられず、うまく行動に移せなくなります。

一方、Dさんは「後輩の教育」という、だいたい話す内容が決まっていることに雑談を取り入れたために、うまく実践できました。あなたも、あくまでもスモールステップで実行してみてください。

exercise

「すぐやる」ための簡単エクササイズ4

いちいち判断するのをやめる

仕事で上の立場にある人、管理職の人ほど、相手の話に対して、「それは正しい」「それはどんな意味があるの?」などと、良し悪しを判断しがちです。でも良し悪しを判断し続ける限り、経験的な言葉は出てきません。

すぐやるために言葉を活用するには、あなたの脳内の仮想現実を明確にしていきましょう。自分が体験したことを言葉にするのです。といっても、これまで経験的な言葉を使ってこなかった人がいきなり話そうとしても、難しいかもしれませんね。

そこでまずは、自分が相手の話を判断するのをやめる、ということです。

話を判断するのをやめると、自然と「経験的な言葉」を使った話を耳にする機会が増えます。その中で、自分が使ってこなかった「経験的な言葉」を学んでいくのです。

「○○みたい」と言い換えてみる

経験的な言葉を上手に使う人は、何かにたとえることがうまいもの。「それって○○みたい」「まるで○○だね」という言葉をよく使います。「たとえる」というのは、「ジャンルが異なるけど要素が同じ」という言い換えです。これは脳の働きととてもよく似ています。

新しい動作を命令するときの脳では、「これまでに経験した動作を分解して」「そのパーツから合うものを選び出し」「新たに組み立てる」という作業が行われています。この方法で、別の場面で使った体の動きを応用しているのです。

脳内につくられた仮想現実を言葉にする訓練として、ふだんから、もののたとえがうまくできるように練習しておきましょう。

たとえば、私のクライアント企業の管理職の方に、組織の運営をなんでもサッカーにたとえて話す方がいます。それが的確なたとえかどうかは置いておいても、本人は置き換えたことによって、体の動かし方がわかり、脳を「すぐやる」状態に整えることができています。

どんな分野のことでも、突き詰めていけば要素は共通しているものです。一見、関係なさそうなことでも、自分の得意な分野や好きなものに置き換えてみると、脳はそれだけリアルに自分の体の使い方をイメージできます。あらゆる場面で置き換えて、得意なことをフル活用しましょう。

コラム 「言葉」と「脳」

脳が発した言葉を私たちが認識するパターンは、次の2種類に分かれます。口に出す言葉は「外言語《がいげんご》」。それに対して、頭の中だけでつぶやく言葉は「内言語《ないげんご》」です。

外言語は、口に出すと音声になって、自分の耳から再び脳内に入ります。自分が発した言葉が聴覚によってフィードバックされるので、頭の中でつぶやく内言語よりも、言葉の力が強く働きます。

野球やテニスなどのスポーツ選手が、狙ったところにボールを飛ばす練習をする場面を想像してください。狙いから外れたら、狙い通りになるまで打ち続けるという練習方法もありますが、言葉を使うことで、もっと効率的に上達することができます。

ボールを打って、狙いから外れたら、「◯cm右にずれた」と目測を口に出す。すると、次に打ったボールは無意識的に修正されて、狙いに近づきやすくなるのです。

これは、ボールを打っている体を修正するのではなく、その体に命令をしている脳を修正する方法です。外言語として口に出すと耳からのフィードバックも使えるので情報がより鮮明になり、修正もされやすくなります。慣れてくれば、頭の中（内言語）だけで実行できるようになります。

あなたはふだん、脳内でどんな言葉をつぶやいているでしょうか。「うるさい」「面倒くさい」「大変だ」「忙しい」「無理だ」「すぐできない」「いやだ」……。そんな、ネガティブなつぶやきになっていませんか？

私たちは無意識的に、内言語を使って自分の脳に指示を出しています。もしネガティブなつぶやきばかりをしていれば、「すぐやらない状態」になるのも当然です。

気分が乗らないときにその気分を変えるのはなかなか難しいもの。でも、同じシチュエーションでも言葉だけを変えることならば、できそうな感じがしてきませんか？

脳内でつぶやくことを変える。そんな簡単なことから、「脳が体に発する命令」を「すぐやるモード」に切り替えていきましょう。

5章

「やればできる」という言葉でかえって「本気」が出せなくなっていた!?

すぐやる!

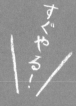

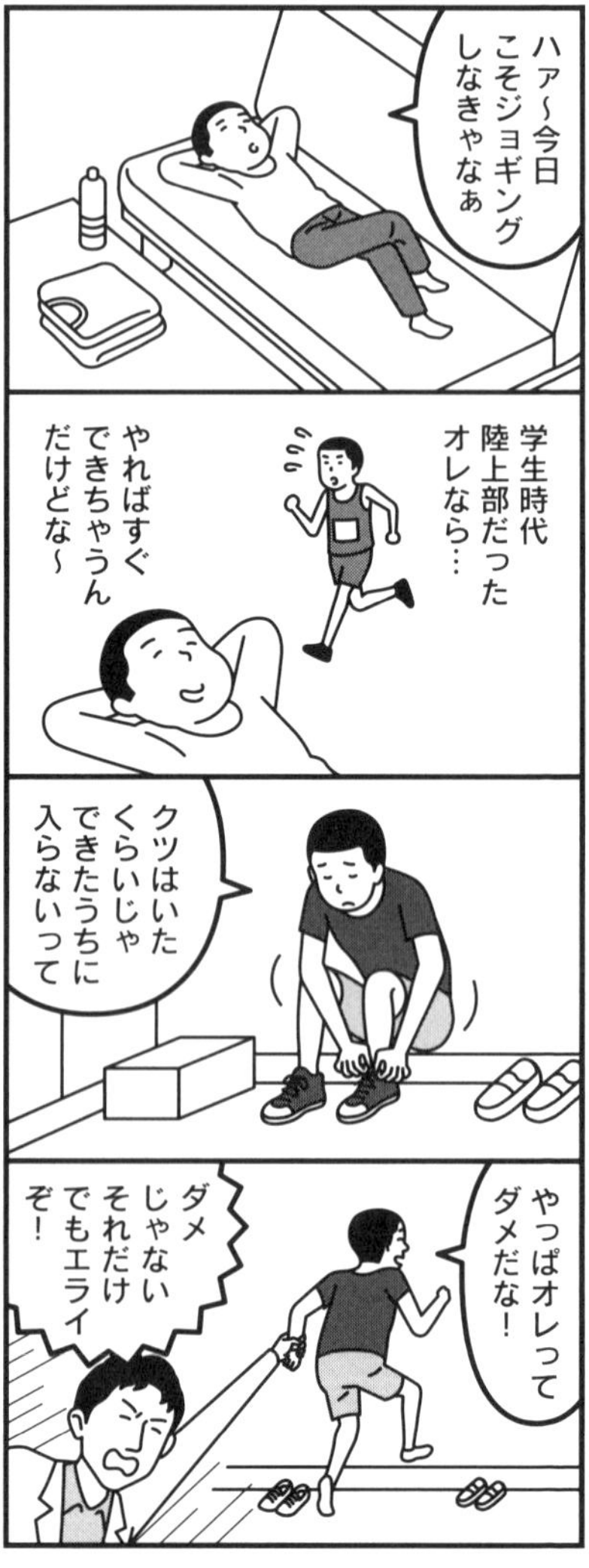
ハァ〜今日
こそジョギング
しなきゃなぁ
学生時代
陸上部だった
オレなら…
やればすぐ
できちゃうん
だけどな〜
クツはいた
くらいじゃ
できたうちに
入らないって
やっぱオレって
ダメだな！
ダメ
じゃない
それだけ
でもエライ
ぞ！

「取りかかれれば、すぐに終わることだってわかってるんだけど、時間がなくて……」

「本当はできるはずなのに、やっていないのはサボっているからだ！」

……という人が「すぐやる」コツ！

その「やればできる」はマボロシだった

あなたの周りに、「こんなふうにできたらいいのに」「この人みたいにてきぱき物事をこなしたい」と思える人はいますか?

もしかしたらその人に、そのコツを聞いたことがある人もいるかもしれません。身近にはいなくても、テレビ番組やセミナー、講演会などで、活躍している人から、その方法やコツを聞いたことがあるのではないでしょうか。

「すぐやる人」や「できる人」の話は、刺激になります。話を聞いていると、自分もその人のようになれるような気にさせられます。でも、結局すぐやれるようにはなれず、先延ばしをしてしまう、なんてことになりがちです。

コツを教えてもらったはずなのに、なぜ、自分にはできないのでしょうか。

実はそれには、明確な理由があります。実は、**「すぐやる人」や「できる人」が、自**

らの体験から得た感覚をもとにして組み立てた言葉は、「すでにすぐやれている人」「できている人」にしか、本質的には伝わらないのです。

「自分の体験から得た感覚をもとにして組み立てた言語」は、別名「Languages of Craft（わざ言語）」と呼ばれます。たとえば自転車の乗り方は、手順をひとつずつ説明されるより、

「足の裏で空き缶を踏んづけるようにペダルを踏んで、それを、右足と左足で順番に繰り返してみて」

と言われてやってみるほうが身につきやすかったりします。簡単にいえば、この説明が「わざ言語」です。それを経験した人だけがつかんだ感覚を言葉にしたもので、主に、スポーツや伝統芸、専門能力を伝承するときに使用されています。

「わざ言語」には、３つの役割があるといわれます。「言葉では説明しにくい技術を伝承すること」「共同作業やチームワークを発揮するときに、自分の感覚を他人と共有したり協調すること」「自分がある作業をしてうまくいったときに、そのうまくいった感

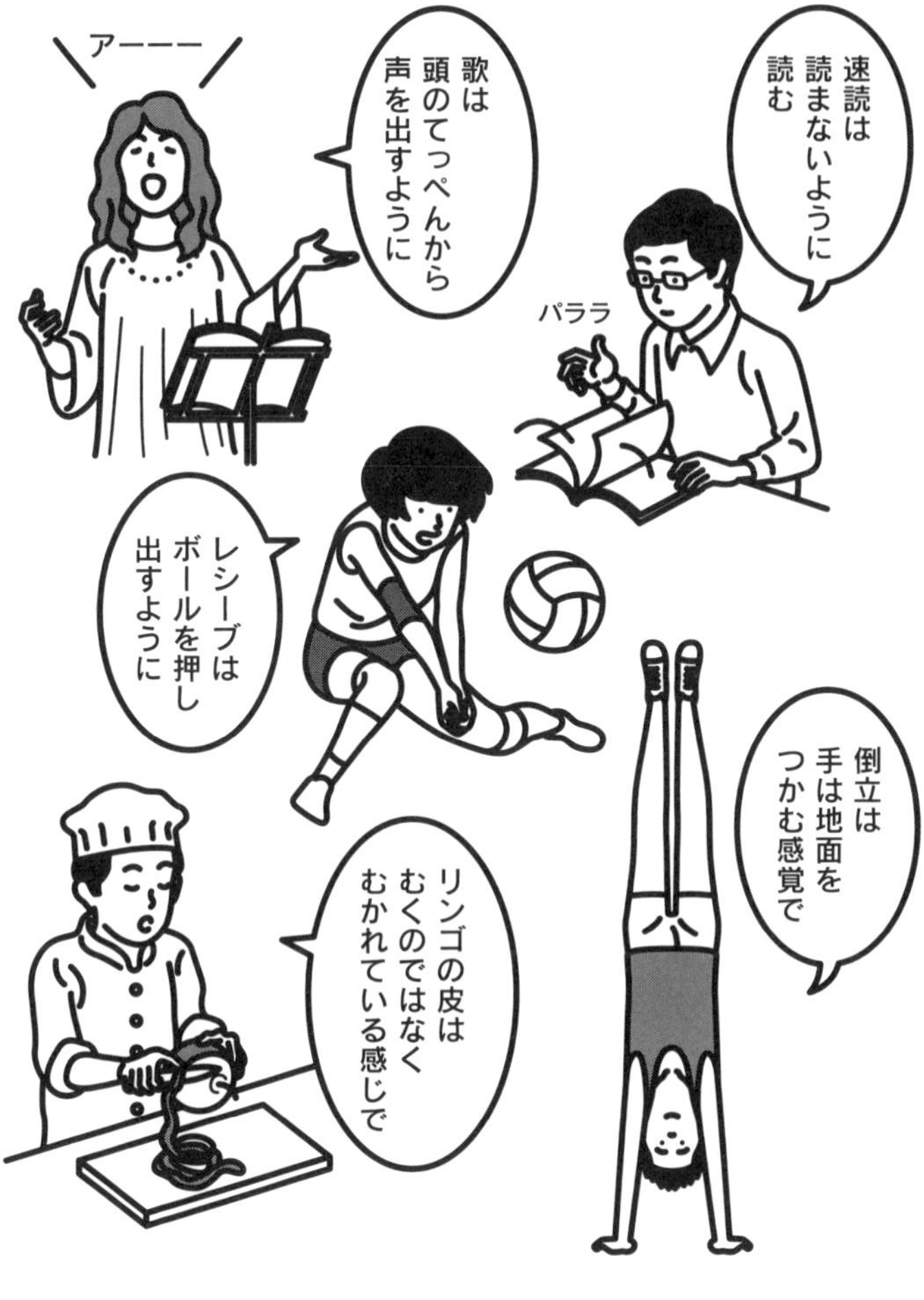
アーーー
歌は頭のてっぺんから声を出すように
速読は読まないように読む
パララ
レシーブはボールを押し出すように
倒立は手は地面をつかむ感覚で
リンゴの皮はむくのではなくむかれている感じで

やってみた感覚を自分で言葉にしてみよう

じを、相手にも突きつけること」です。

先ほどの自転車の例も、乗れる人にはわかってもらえますが、自転車に乗れない人、自転車を触ったことのない人に、言葉だけで説明しても、実体験を積まなければ伝わりません。それどころか、想像できないことばかり言われたことで、かえって「私には無理」とやる気を失ってしまう人もいるかもしれません。

実は、「すぐやる人」や「できる人」の話を聞いたときのあなたの脳内でも、同じことが起こっています。だから、どんなに「できる人」の話を聞いても、あなた自身ができるようにはならないのです。

「すぐできるコツ」なんて本当は存在しない!?

この観点で、すでに「すぐにやれている人」に目を向けてみましょう。

この人は、なんでもすぐに実行に移せる人です。仕事でもどんどん成果をあげているでしょう。その人がさらに、そのコツやできたときの感覚を言語化すると、その人の脳は「もっとわかりたい！」という学びの姿勢になります。そして物事が流れるようにスムーズに進む感覚を味わうことになるのです。

この感覚を、心理学では「フロー体験」と呼びます。仕事に没頭しているときや、いろんなことがうまくかみ合って、**何もかもうまくいくと感じる**心理状態です。**わざ言語には、フロー状態を引き起こす働きがある**のです。

物事がうまく回り出すと、今度はそれまでの「できていなかった感覚」は、理解できなくなっていきます。**すぐやる人は、すぐやらずに先延ばしする人を理解できなくなってしまう**のです。

これは、英語を話せる人とそうでない人の違いに似ています。英語が話せない人は、英語が話せる人にいくらそのコツを聞いても話せるようにはなりません。ところが、思い切って海外に住んでみたら、いつの間にか、不便しない程度には英語を話せているでしょう。一度そうなると、「英語を話せない」という人が何につまずいているのかがわからなくなるのです。

できる人が「もっとこうやればいいんだ」と伝えるほど、両者の差は広がっていくことになります。

「すぐやる人」はどんどん「できる」ようになり、「すぐやらない人」はいつまでも「できる」ようにはならない。それを隔《へだ》てているのが、「すぐやる人」が発する「わざ言語」です。

ということは、私たちが「すぐやらない人」になっていて、そこから「すぐやる人」の仲間入りをしたいときは、「すぐやる人」の「わざ言語」を理解することが必須です。これを理解できさえすれば、境界線をまたぎ、私たちは「すぐやる人」の側に回ることができます。

そして、**「わざ言語」を理解するためには、自分が「わざ言語」を使ってみるしかありません。**「すぐやる人」の「わざ言語」を１００％理解することはできなくても、少しでも実行して、そのときの感覚を言葉にしてみる。

そうすると、理解できずにプレッシャーに感じるばかりだった「すぐやる人」の話が、なんとなく理解できるようになっていきます。その積み重ねが、あなたを「すぐやる人」へと変えていくのです。

こんな「自分についたウソ」には要注意

やらなければいけないことにすぐに取りかかれないとき、「やればできるのに」「始めればすぐに終わることなのに」と思うことはありませんか？

たとえば、頼まれていた仕事があるのに、忙しくて手をつけられていないとします。

そんなとき、

「すみません、始めればすぐにできるんですけど、まだ手がつけられていなくて……」

というような状況です。

あるいは、目の前に干しっぱなしの洗濯物がある。

「取り込んでたたむのは、やればできるけど、面倒くさいな」

と思うような状況も同じです。

実はこれは、あなたがあなた自身に「わざ言語」を使っています。「わざ言語」は、課題ではなく、到達した状態を言葉にしています。「○○をやる」ではなく、「○○をやればできる」という状態を自分に伝えているのです。

すでに自分が取りかかれていれば、「やればできる」という言葉は、脳内のイメージを具体化するあと押しになるでしょう。できたときの感覚が思い起こされてフロー体験を生み、よりスムーズにできるようになるはずです。

しかし、**取りかかっていない状態で「やればできる」と唱えても、脳は、どうすればいいのかを理解できません。**「よい状態になれ」とだけ命じられても、脳は困って、身動きがとれなくなってしまうのです。

欺《あざむ》かれた脳は、自身を全否定する

「いつも笑顔でてきぱき仕事をこなす」

「よく気がついて段取りよく仕事を進める」

今の自分の状況とはかけ離れた状況を思い描き、「やればできる」と自分に言い聞かせているとしたら、それは脳にウソをついていることになります。このとき脳は、どのような反応をするでしょうか。

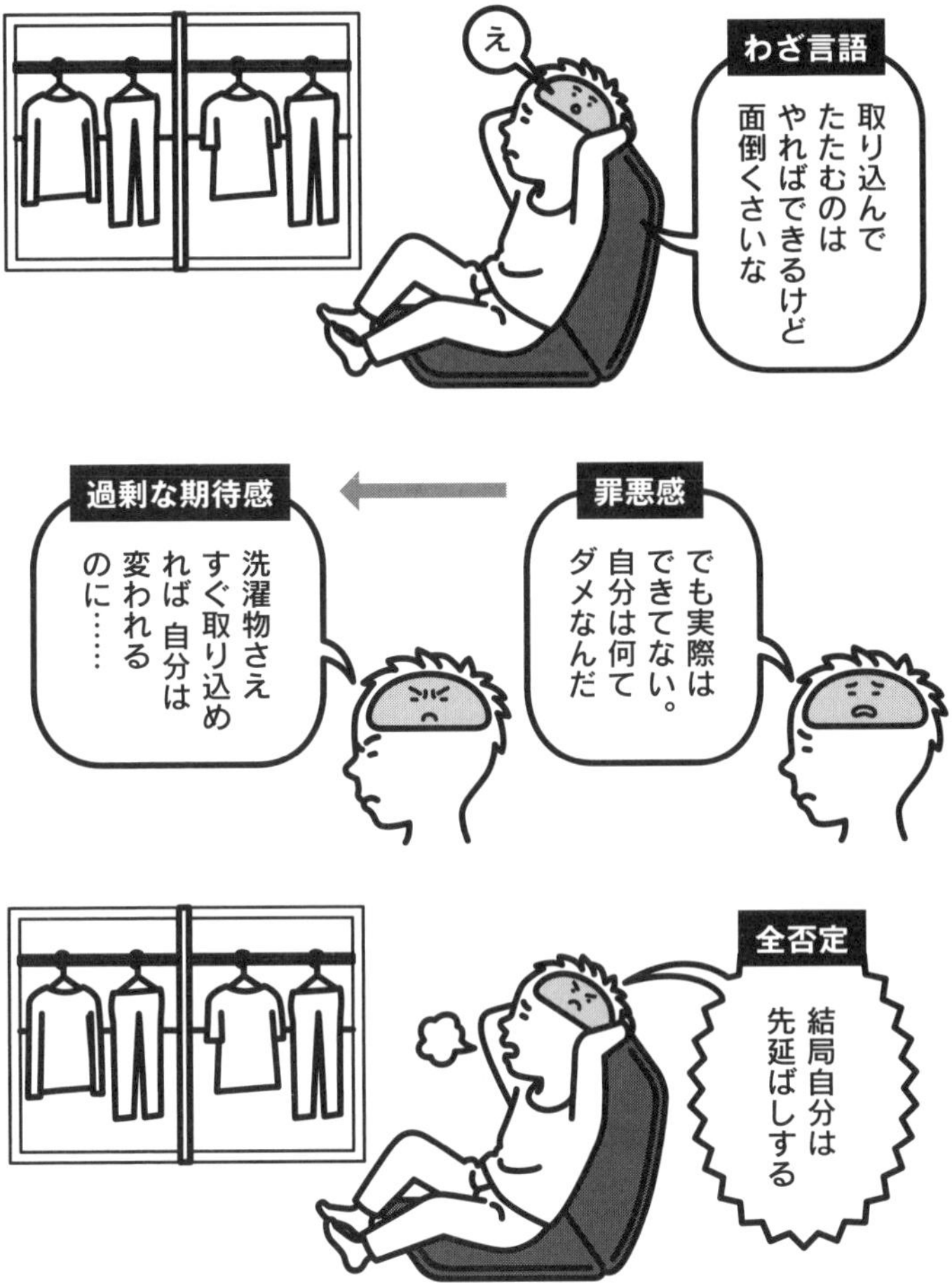

脳が「すぐやらない」になるしくみ

できると言われたことが、実際にはできない。その状況が起こると、脳はできなかったことに対して「罪悪感」を生み出します。1章でお話しした、「罪悪感のメカニズム」が働くのです。

罪悪感から生まれたドーパミンによって、その次に自分がする行動に過剰に期待をかけます。その行動が「高い価値のあるものだ」と思い込み、「次こそはきっとできるはず」という期待感が煽《あお》られます。でも、いくらドーパミンが出ても、できるようになるわけではありませんから、結局また失敗して挫折《ざせつ》することになるでしょう。「できる」と強く思っていたことができなかったことによって、さらに罪悪感を抱く、という悪循環が起こります。

この悪循環にはまると、大きな目標に達するための小さな一歩を踏み出せていても、「自分は何もできていない」「そんなのはできたうちに入らない」と全否定し始めるのです。

これは、ポジティブとかネガティブといった私たちの気持ちの問題ではなく、「ドー

パミン」という物質の問題です。ですから、その物質の反応を抑える対策を立てれば、すぐに解決できます。

それは、「ここまではできる」と到達点を具体的にすることです。現実にできていないことは脳に要求しない。できていないことを「できるはず」と過度に期待させないことが重要です。

脳にウソをつくのをやめれば、ドーパミンの作用が弱まります。すると、自分の状況を正しく振り返ることができるようになるため、「ほんの少しでもできていること」「小さな成功」に着目することができます。

ドーパミンがつくり出すウソをきっぱりと断ち切ってあげることで、脳は本来の力を取り戻すことができるのです。

「自分はどうしても朝起きられない」……はずだった？

「自分はどうしても、朝早く起きることができない」

と悩んでいたEさんの変化を見てみましょう。

Eさんは、とにかく朝起きるのが苦手で、毎日のように会社に遅刻していました。目覚めたら昼過ぎということもあり、会社からも半《なか》ば諦められているような形で容認されている状況です。Eさんはそのことに、罪悪感を抱いていました。

このようにふだんは全然起きられないEさんですが、実は、起きられる日があります。出張でビジネスホテルに泊まった日は、どうしても起きなければならないので、起きて仕事に行くことができている、と言うのです。

出張の日だけは起きられる、ということに対してEさんは、

「意志が弱いから、ふだんは僕は寝坊してしまうんですよね。出張の日にできるとい

うことは、やればできるはずなのに」と話します。Eさんは、とにかく「やればできるのに」という言葉を頻繁《ひんぱん》に使って話すのです。

私は、Eさんの生活スケジュールを詳しく聞いてみました。すると、毎日、就寝時間が夜中の2時ごろだと言います。そこで、それを早めることができないか、と一緒に考えることにしました。Eさんは、

「早寝をすればいいんですよね。やればできるはずですから」

の一点張りですが、それでは堂々巡りになりかねませんので、いったんそれは置いておきます。

誰にでも、夜の生活スケジュールの基準になっている行動があります。多くの場合は、食事か入浴(洗顔)です。無意識に、その行為が終わったら次のことをする、とスケジュールを立てているのです。たとえば入浴を基準にしていれば、入浴が1時間遅くなれば、その後の行動もすべて1時間ずつずれて、就寝が遅れることになります。

そこで、その人にとって基準となる行動を見つけたら、それを30分~1時間早める

ように取り組みます。すると、無理なく就寝時間を早めることができます。

Eさんはまさに、入浴を基準にしているパターンでした。そこで、「入浴を30分だけ早くする」ことだけを目標にしました。

1カ月後、再び外来に来たEさんは、

「この1カ月、入浴は早められました。でも結局起きられませんでした」

と言いました。そこで睡眠の記録を見せてもらうと、1日だけ、時間に間に合うように起きられた日がありました。Eさんにとって、「たった1日だけでは、できたことにはならなかった」ので、見過ごされていた小さな成功です。

1日だけできていたことを指摘すると、

「一応、起きられた日はあったんです。その日は目が覚めたので、起きようと思ったらわりにスッと体を起こすことができました」

とのことでした。私は、このスモールステップの達成が大きな意味を持つことを伝えました。そこから、Eさんは、起きられた日を2日、3日と増やしていく目標を立て、徐々に朝起きられるようになっていきました。

朝寝坊をし続けていたときのEさんの脳は、ドーパミンによって「やればできる」とウソをつき続けられていました。そんな状況で、やみくもに朝の起床だけを変えようとしても、脳はうまくコントロールできません。

そこで、朝起きることにつながるステップのうち、より確実にできる課題を設定することにしたのです。これで、脳は「まず何をするか」の具体的な指示を出すことができました。そして、外来で話す中で自分がきちんとできた日があったことに気づいたことで、罪悪感の悪循環に気づき、脱することができました。

こうして**ドーパミンの作用を断ち切ってやることで、今の自分のレベルに合った到達点が描けます。**そのとき、実行した感覚を、**「起きようと思ったらわりにスッと体を起こすことができました」**のように「わざ言語」で自分に聞かせてやると、「すぐやる循環」が加速していきます。

今ではEさんは、ほぼ確実に遅刻せずに会社に通えるようになったそうです。

exercise

「すぐやる」ための簡単エクササイズ5

他人の「できた」を脳に見せない

ＳＮＳは、基本的に何かの出来事を投稿するしくみです。そのため、その投稿の中心は必然的に「できたこと」になります。

すると見ている側は、「自分以外の人はどんどん課題を達成している」と感じます。実際は、どんどん達成しているのではなく、達成したことだけを見せているだけ。しかも、それすらも事実である保証もないのに、私たちはすっかり信じ込んでしまうのです。

他人の「できた」という「わざ言語」に触れていると、周囲から「できた感じ」を突きつけられるので、それができていない自分は、どんどん動けなくなってしまいます。

ＳＮＳを開くと、その「わざ言語」が自然と飛び込んできてしまいますから、

「最近、何かと先延ばしになっているな」

と感じるようなときには、あえて「脳に見せない」選択をすることも必要です。SNS断ちをしてみると、案外、自分が動き出せていることに気づくはずです。

「望まない状態」を言葉にしない

何か先延ばししていることがあるとき、先延ばししたことについて、詳しく人に話していませんか?

「積み上がっている本がちらちら視界に入るんだけど、そのままネットサーフィンしちゃってさ、結局朝になっちゃったんだよ!」

「来月、この資格試験があるんだけど、仕事が立て込んでてさ、勉強に手をつけられてないんだ」

という感じで、やらなかった状態を表現した言葉。これもまた「わざ言語」です。同じくやらなかった人と感覚が共有され、お互いにその行為を促進し合うようになります。

うまくいっていることよりも、失敗談のほうが話題として盛り上がることが多いので、つい世間話などで、先延ばしにしていることを話す機会が多くなるかもしれません。「そうそう！」なんていう共感も得られやすいでしょう。

でも、その感覚を安易に言語化していると、その「わざ言語」の作用で、先延ばしばかりが増えていきます。

それだけでなく、他人と感覚を共有するので、先延ばしが他人にも伝染します。「すぐやらない」ことで盛り上がっているような会話には、できるだけ参加しないように心がけましょう。

やらなかったことではなく、少しでも実行したことを言葉にする。自分の脳にどの言葉を聞かせたいのかを考え、発言を変えてみるのです。

一度変えることができれば、先延ばしの話題で盛り上がっている集団を見ても、理解ができないようになります。これが、「わざ言語」の作用です。

取り組む課題にレベルをつける

「やるべきこと(=課題)のレベル」がうまくはかれていないときには、どんなに「わざ言語」を使っても「すぐやる」ことができません。そこで、すぐにやれていないと感じたら、自分の課題に対してレベルをつけてみましょう。「レベル1」とか「レベル5」というように、難易度を表してみるのです。

課題にレベルをつけると、「やればできる」というウソを防ぐことができます。

このレベルづけは、自分にレベルをつけるのではなく、課題にレベルをつけるのがルールです。

すぐにやらないときは、自分を低く見がちです。何もしていないうちに自分にレベルをつけると低くつけすぎてしまい、結局、課題のレベルを正しく判定できなくなります。

どうしても自分にレベルをつけたいならば、自分で「レベル5」だと思っていた課題ができたらあなたのレベルも5、というふうに判断するようにしましょう。
達成した課題が、自然にあなたのレベルを上げていってくれるはずです。

6章

「すぐやるスイッチ」をすぐ入れる簡単な方法

すぐやる！

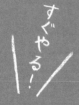

「できたためしがないんです」

「どうせできませんから」

……**という人が「すぐやる」コツ！**

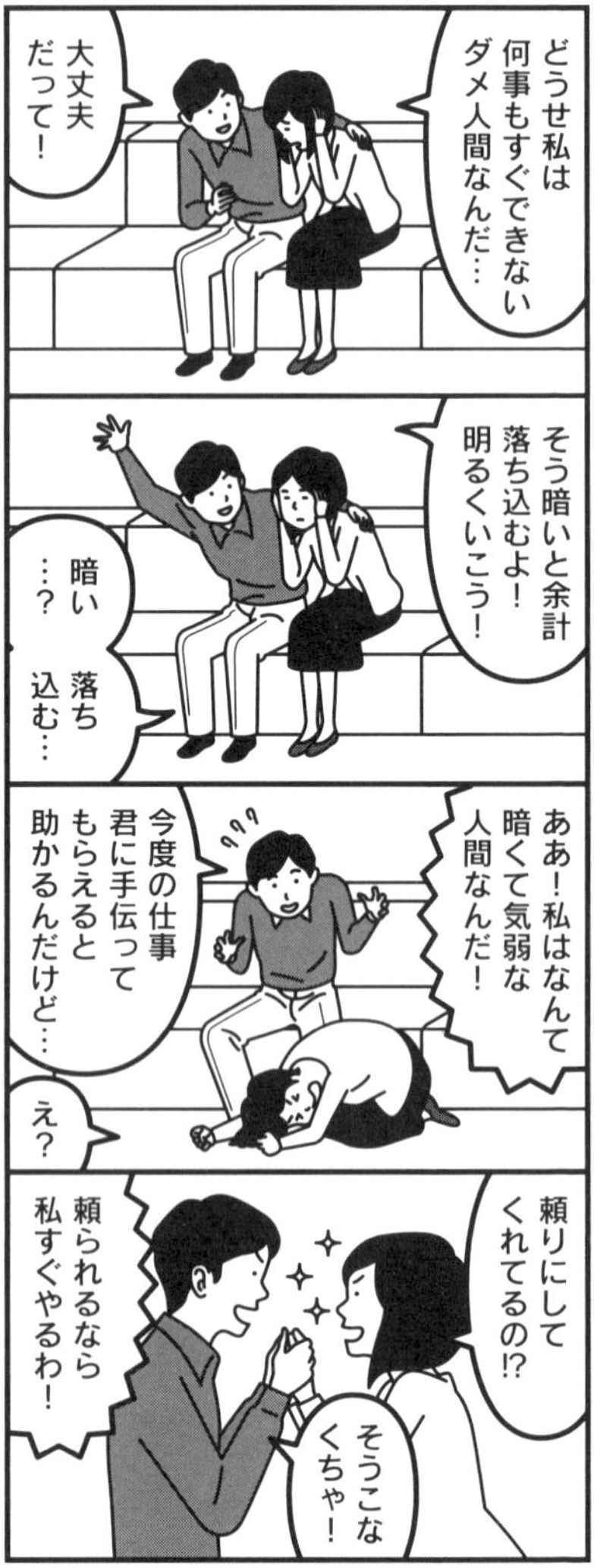
どうせ私は
何事もすぐできない
ダメ人間なんだ…
大丈夫
だって！
そう暗いと余計
落ち込むよ！
明るくいこう！
暗い
…？
落ち
込む…
ああ！私はなんて
暗くて気弱な
人間なんだ！
今度の仕事
君に手伝って
もらえると
助かるんだけど…
え？
頼りにして
くれてるの!?
頼られるなら
私すぐやるわ！
そうこな
くちゃ！

「臨機応変な対応力」の高め方

この章では、**そもそもの脳を「フットワークが軽く、物事に柔軟に対応できるようにスタンバイできている状態」に保つ方法**について考えてみましょう。

ふだん意識されることはありませんが、私たちの脳内には、実は、あらかじめ用意されている「文法」があります。人の話を聞いたとき、脳内では一言一句漏らさずに聞き取って理解しようとしているのではありません。相手の話からキーワードだけを拾って、用意してあった文法にあてはめて理解しているのです。これは、自分の脳内だけにある文法で、「メンタル文法」と呼ばれます。

相手の「メンタル文法」が比較的自分のそれと似ている人の話はスムーズに聞き取れますが、両者の差が大きくなると「話が難しい」「言っている意味がわからない」ということになったりします。

たとえば友人から、「会社を辞めて起業する」という話を聞いたとします。そのときあなた自身も何かに挑戦していて、「やってみなければわからない」という「メンタル文法」がつくられていれば、すんなり受け入れ、応援することができます。一方、今の地位や生活を維持しようとしているときならば、「この点はどうするの？　本当に大丈夫？」などという懸念が次々に浮かび、友人の話を「意味がわからない」「理解できない」と感じるはずです。

私たちは皆、それぞれが自分だけの「メンタル文法」を脳の中に持ち、そのフィルターを通して人の話を聞いています。**人のセリフを自分の理解しやすい形（＝メンタル文法）にあてはめている**のです。

この働きによって、私たちはよりスムーズにコミュニケーションがとれるわけですが、一方で、意図しない作用がもたらされてしまうことがあります。

たとえば物事がうまくいっているとき、誰に何を言われても自分に都合よく解釈するときがあると思います。注意されているのに、応援してくれているように感じたり、嫌みを言われているのに褒《ほ》められているように感じます。

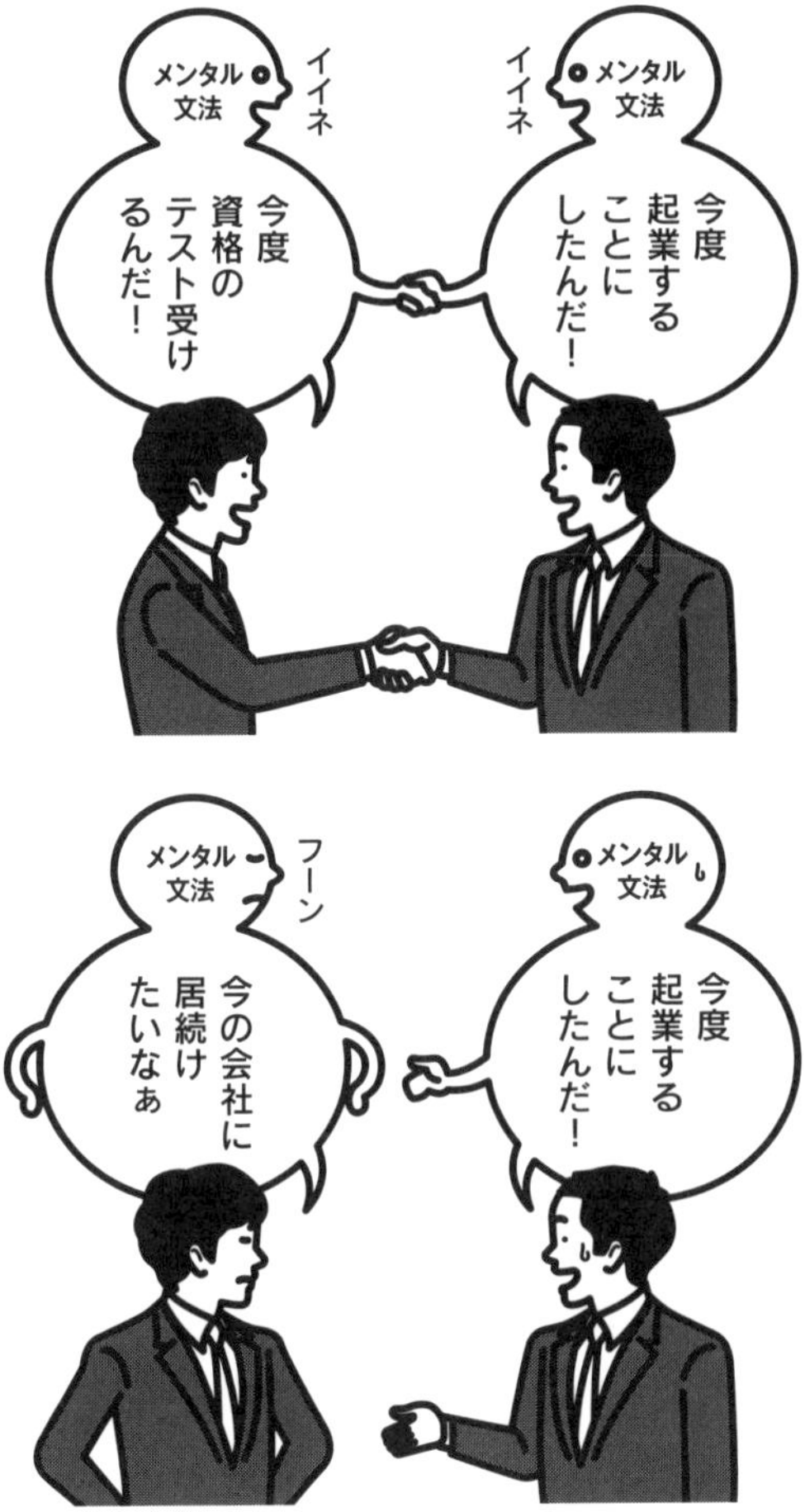

「自分の考えと遠すぎる人」の気持ちは「理解できない」

反対に、うまくいっていないときには、慰めてくれているのが嫌みのように聞こえたりします。「受験生の前で『落ちる』『滑る』『載っていない』は禁句」みたいな話も、「メンタル文法」に由来しています。受験生のように追い込まれている状況では、マイナスな言葉に過敏になってしまうのです。

また、うつ病の人の脳は、ネガティブな言葉に強く反応を示します。脳内に強力な「ネガティブなメンタル文法」がつくられているので、話の中でネガティブな言葉だけを、脳が選択して拾ってしまうのです。これも脳の働きです。

この、受験生やうつ病の人の例などは、本来、言われたことを効率よく理解するための脳の戦略であるはずの「メンタル文法」が、かえってよくない効果を生み出しているものといえます。**私たちの気分は、気がつかないうちに、かなり、脳内の「メンタル文法」に振り回されている**のです。

そしてこの「メンタル文法」の逆効果は、「すぐやらない」状況をつくり出してしまう要因ともなっているのです。

●できる人の話を聞いていると「みんながあなたのようにできるわけじゃない」とイラ立つ
●「私みたいな仕事が遅い人間が……」など、自分を決めつける
といったことが起こっているなら、あなたの脳内の「メンタル文法」を書き換えていく必要があるといえます。

「言葉を変えると思考が変わる」～脳内文法の書き換え方

それでは、どんな状況でも、すぐに「やるべきこと」に取りかかれるように、「メンタル文法」を書き換えていきましょう。

「メンタル文法」の材料になるのは、当然「言葉」です。メンタル文法が生まれるしくみについては167ページで解説しますが、あなたがよく使う言葉や言い回しほど、より強く脳に「メンタル文法」として刻まれます。つまり、**意識的に「使う言葉」を変えることで、自然と「すぐやる脳」になれる**のです。

そうはいっても、無理矢理ポジティブな言葉をつぶやく必要はありません。「私はで

きる」「私はきれい」「すべてに感謝」「いつも笑顔で」など、無理に自分になじまない言葉をつぶやいていたら、それだけで気分が悪くなってしまいます。

ここでは、「状態＋すぐやる」というメンタル文法をつくってみましょう。

その一歩目は、まず、**自分の体が自然に動く状態になっているときの言葉、モチベーションの源泉となるキーワードを見つけること**です。

たとえば、「褒められる」「人のため」「頼られる」などの言葉で、やる気に火がつく人もいるでしょう。あるいは、「これは許せない」「負けられない」「嫌悪感」など、一見ネガティブな言葉が動機になることもあるでしょう。

あなた自身の脳をその気にさせる条件は、他人とは異なります。他人に見せることもありませんので、取り繕わずに素直な気持ちで探ってみてください。

そうやってキーワードが見つかったら、今度はそれを口に出しながら紙に書いてみてください。そしてしばらく眺めてみましょう。いかがでしょうか？　その言葉に違和感はありませんか？　親近感は湧きますか？

①体が自然と動く状態になっているときの言葉を思い出す

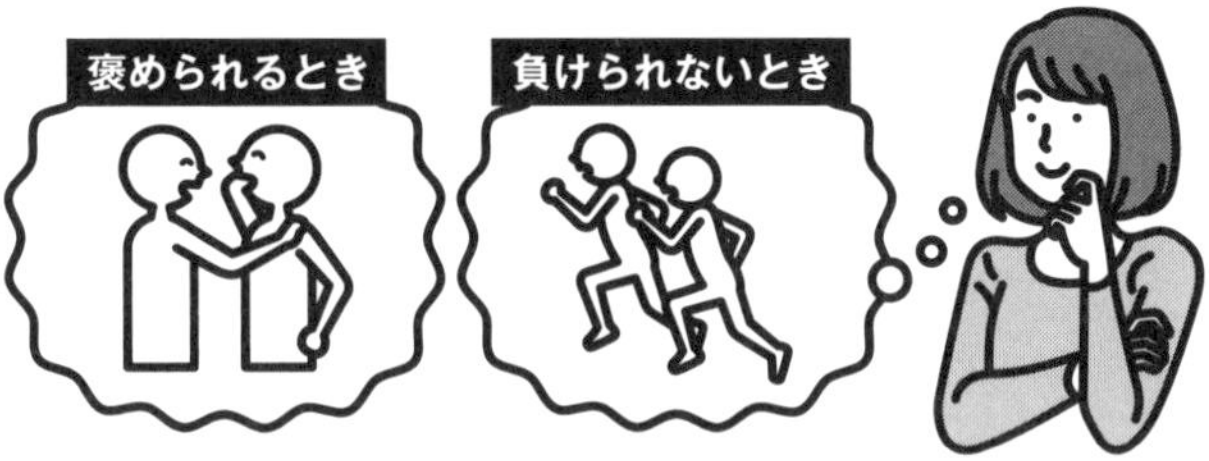

②その言葉を口に出しながら紙に書いてみて、しっくりくる言葉を選ぶ

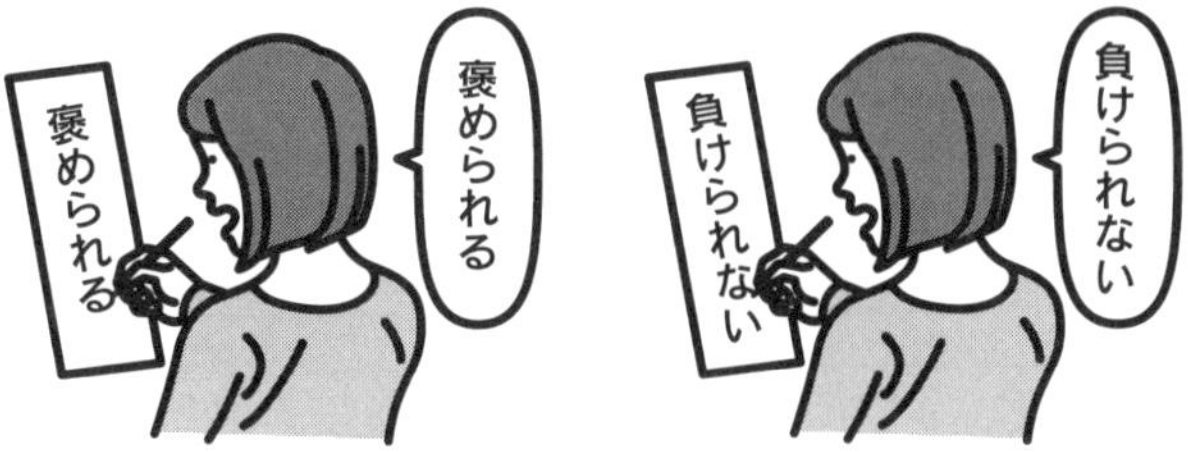

③しっくりきた言葉のあとに「すぐやる」をくっつけて口に出してみよう

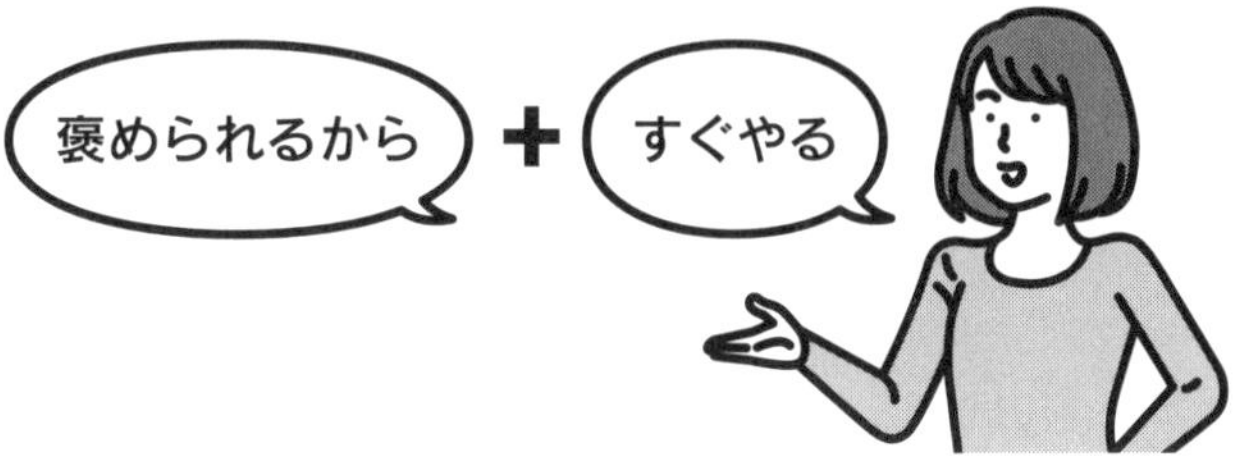

「すぐやる自分」のつくり方

しっくりくる、と感じたら、その言葉のあとに「すぐやる」をくっつけて口に出してみましょう。

「『人のため』ならすぐやる」

「『頼られた』らすぐやる」

「『許せない』ことはすぐやる」

「『嫌悪感』があったらすぐやる」

こんな感じで、「自分の体がすぐに動く状態＋すぐやる」という文法をつくります。

こうすると、「自分の体がすぐに動く状態」と「すぐやる状態」が脳の中で結合されてひとかたまりの群れとなり、新しい「メンタル文法」ができあがるのです。

この文法の材料はもともとあなたのモチベーションが湧き起こり体が動く言葉なので、できあがった「メンタル文法」はかなり高頻度で使われるはずです。

そして**あなたの脳は、モチベーションを刺激される状況を待ち構えてスタンバイするようになる**のです。

「助けてもらっている一方の、ダメな自分」……なはずだった？

ここで、Fさんの例を見てみましょう。Fさんは子育て中のシングルマザーです。実家で両親と同居し、そのサポートを得ているのに、やる気が出なくなってしまい、何事にも取りかかれなくなってしまったと言います。

幼稚園のお迎えや食事の支度《したく》なども、ギリギリになるまで取りかかれないので、子供はますますぐずって、Fさんのやる気もさらになくなってしまうとのこと。Fさんは、

「両親に助けてもらってラクをしているはずなのに、すぐにやったためしがない」

と何度も話されていました。

「片づけはできていないし、早く寝かさなければならないのに遅くなってしまうし、子供が夜泣きするから朝も起きられなくて……」

と、自分を責めるように、「〇〇できない」という言葉をとにかく頻繁に使います。

このとき、**Fさんの脳内には「できない」というメンタル文法がつくられています。**

だから、何をしようとしても「できない」。そのメンタル文法を書き換えられるような、本来はすぐにできそうな課題を設定しても、

「またできませんでした」

と言うばかりでした。少しはできたこともあるのですが、ちょっとでもできないことがあるとまたやめてしまって、

「すべてダメでした」

と自分を否定するのです。

そんな状態がしばらく続きましたが、3カ月後、Fさんは外来に来るなり、

「家を出て、子供と2人で生活しようと思います」

と宣言しました。やむを得ず、という感じではなく、見違えるようにイキイキとそう話すので、そのわけを聞いてみました。すると、

「今までは、家事ひとつとっても自分の裁量で決められることがありませんでした。自分で決めて自分でやるほうが大変だと思うけど、なんだかやる気になっています」

と言います。外来に通う中で、自分が「〇〇できない」と口にし続けていることに気づいたそうです。そして、**できないと言い続ける理由は、自分で決められることがない環境だからだと思い当たった**とのことでした。

実家暮らしをしていたFさんの脳では、「〇〇できない」「できたためしがない」というメンタル文法ができあがっていました。それは、両親からサポートを受けたことで、人に合わせて行動しなければならない環境になり、「自分の思うように行動できない」という状況から生まれた文法でした。

脳内でこのメンタル文法がつくられてしまうと、何にチャレンジしても、「できない」という言葉にすり替わってしまいます。Fさんは、自分のそのメンタル文法に気づき、それを変える方法を考えた末、家を出ることに決めたのです。

実際に患者さんと接していると、このように、こちらが意図していないタイミングで相手が解決策を見出してくることがあります。

いったん、生活の現場に戻ることで、患者さんの脳が自分で答えを出すことができた。

外来の現場だけで答えを出そうとして患者さんを追い込んではいけないと、改めて認識された出来事でした。

メンタル文法というものが「ある」と知るだけでも、ふだん自分が考えていることは、自分の考えそのものではなく、その文法によってゆがめられたものであることに気づけると思います。

この気づきが、「すぐできない」状態から脱却するきっかけとなるのです。

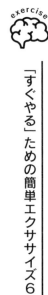

「すぐやる」ための簡単エクササイズ6

未知の分野の人同士の話に聞き耳を立てる

私たちは、世の中にある言葉の大半を知っていて使いこなしているつもりになっています。しかし、日常に私たち成人が使いこなしている言葉の数は、1万語程度といわれます。一方で、大きな辞書に掲載されている言葉は50万語程度、といわれていますから、ざっと見積もっても50分の1程度しか使っていないのです。

語彙《ごい》数が多いことで知られるシェイクスピアの作品でさえも、登場する単語数は、1万5000語程度といわれています。ということは、ふだん自分が使っている言葉は、これまで接してきた言葉の中の、さらにごく一部。

ごくふつうに日常生活を送っていても、注意深く人の話を聞いていると、「あの人の考え方は私の辞書にはないわ」と思うことがあるでしょう。自分と他人とでも使っている語彙が違います。私たちそれぞれが使っている言葉は、世の中の言葉の中でも、かなり偏っているのです。そのことを知り、その偏りを客観的に捉えることができると、自分の中の言葉や思考の角度を増やすことができます。

いきなり自分の言葉を客観的に見ることは難しいので、まずは他人の言葉を観察するところから始めましょう。ふだん自分が関わっている分野の人たちではなく、あまり関わりのない人たちが話している言葉に注目してみてください。そのときに、漠然と話を聞くのではなく、「その人たちが使う言葉には、どんな共通言語があるんだろう？」と探りながら聞いてみるのです。その人たちの話す特徴的な言葉が、すなわちその人たちの「言葉の偏り」です。

他人の言葉の偏りを見つけると、自分と他人が違う言葉を使っていることに気づけます。これに気づくことができれば、自分が使っている言葉がどんな位置にいるのかを客観視することにつながります。

私たちは、自分が使っている言葉がすべてで、自分の言葉こそがいいと思いがちです。そして、その言葉から生まれた「メンタル文法」によって、自分の行動が決まっていきます。

誰もが偏って言葉を使っていることを知り、その偏りを少なくするように他人の言葉を仕入れていくことが、どんな状況でもすぐに行動できるもとになります。

国語辞典を読んでみる

自分のメンタル文法を変える一番簡単な方法は、言葉や文法にたくさん触れることです。成人になると、今さら国語辞典を開く機会はほとんどないと思います。わからない言葉を辞典ではなくネットで調べる方は、ますます触れる機会が少ないでしょう。でも、すぐにやらない自分を変えるならば、国語辞典を開いてみてください。気になるところからなんとなく読み進めていると、知ってはいるけど自分は使わない言い回しがたくさん見つかります。

とくに新しい言い回しを使おうと意識する必要はありません。「メンタル文法」の作成は、脳にとっては能動的ですが、私たち自身には無意識の作業です。なんとなく言葉や文法に触れていると、あなたの脳は、能動的に言葉を仕入れ、新たな「メンタル文法」をつくり始めます。意識していなくても、ふだんとは少し違う言い回しが口をついて出てくるはずです。自分が使う言葉が変わる前の段階から、あなたのメンタル文法は変わっているのです。

メンタル文法が変われば、思考が変わります。するときっと、あなたの脳は、これまでとは違う答えを出してくるはずです。「できないこと」への固執が少なくなるでしょう。それだけで、体から無駄な力が抜け、わりにすんなり行為に移せるようになっていきます。

無理に自分の行動を変えようと張り切るのではなく、パラパラと国語辞典を開いてみてはいかがでしょうか。

コラム　メンタル文法のつくられ方

私たちの思考のパターンを決める「メンタル文法」。そもそも、どのようにつくられるのでしょうか。これは、「ニューロンの発火」までさかのぼります。

ニューロンについては、「電線」をイメージしていただくとわかりやすいでしょう。脳内のニューロンは、情報を伝達するときに電気活動を生み出します。これを「ニューロンの発火」といいます。ニューロンは一度発火をすると、また近くを電気が通ったときには、すぐに発火をするようになります。

ニューロンが繰り返し発火をすると、しだいに発火のタイミングが重なってくるグループができていきます。そのグループ内では、ニューロン同士がお互いに強く結びつき、電気が近くを通ったタイミングで同時に発火するのです。その繰り返しによって生まれるのが、「メンタル文法」です。

発火頻度が多いほど、つまり、その「メンタル文法」を使えば使うほど、常にスタンバイ状態を保って、次の発火が起こりやすくなります。

その結果さまざまなシチュエーションで、意味のすり替えや思考の偏りが起こるのです。

7章

行動力が劇的に上がる「触る力」活用法

すぐやる!!

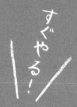

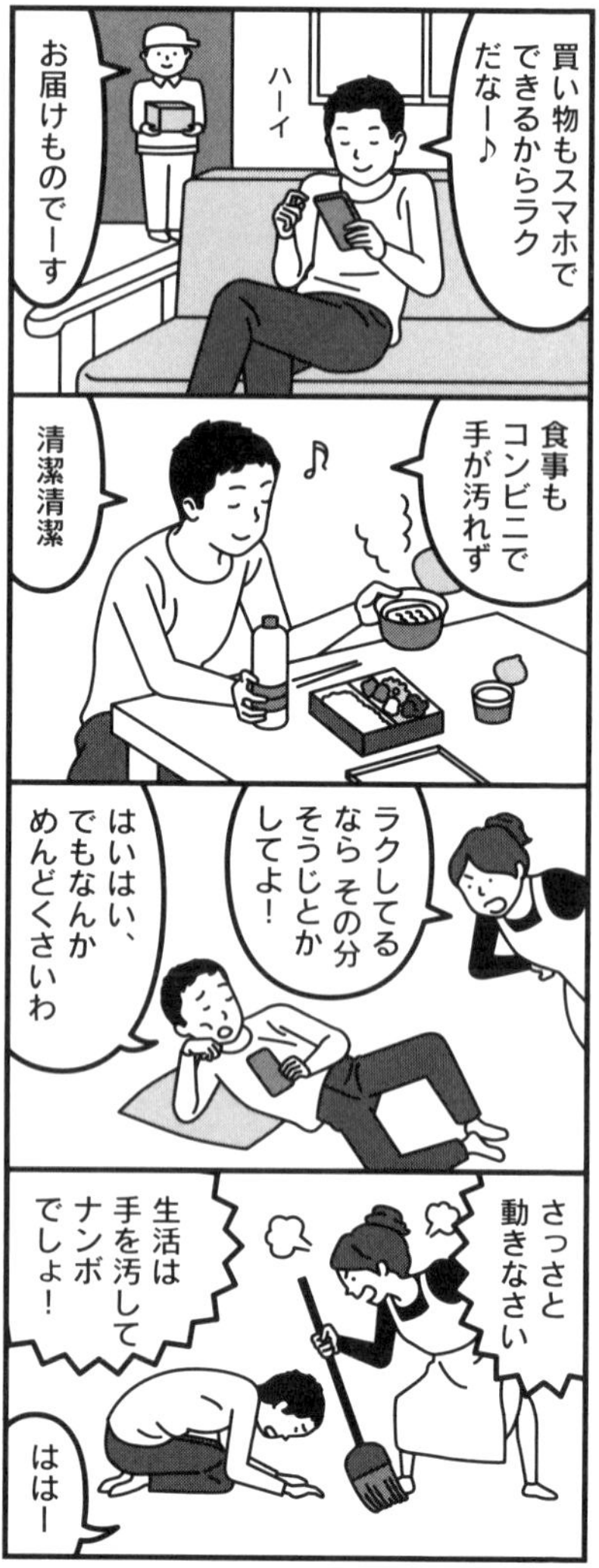

買い物もスマホでできるからラクだなー♪
ハーイ
お届けものでーす
食事もコンビニで手が汚れず
♪
清潔清潔
ラクしてるならその分そうじとかしてよ！
はいはい、でもなんかめんどくさいわ
さっさと動きなさい
生活は手を汚してナンボでしょ！
ははー

「今日は集中力が低いなぁ～」

「なんだかやる気が出ない～」

「調子が出なくって、何をするのも億劫」

……という人が「すぐやる」コツ！

「感触」は脳活性化の強制スイッチ！

突然ですが、最近、あなたは次のような感触のものに、どれだけ触っていますか？
ゴツゴツ、さらさら、もちもち、ざらざら、とげとげ、がさがさ、べたべた、どろどろ、ほかほか、ごわごわ、ふにゃふにゃ、つるつる、しなしな、ぬくぬく、パサパサ……。

子供のころ、私たちはたくさんの情報を「触覚」から得ていました。しかし大人になった今、日常的に、このようなさまざまな「触り心地」を体験することは減っています。

触る体験そのものが減っていることもありますし、触っているものの「触り心地」に注意を払っていないということもあります。

触って気持ちのいい感覚、できれば触りたくないような感覚……世の中には数え切れない感覚があります。たとえば今日、朝起きてから今までに、どんな感覚を味わったでしょうか。

毎日の生活に追われていると、その中で体験できる触覚の種類はどんどん乏《とぼ》しくなっていきます。しかし、この触覚もまた、脳の「やる気」と関わる重要な感覚です。

感じられる触覚が少なくなると、脳はやる気になりにくく、「すぐやる」ことや、「継続してやり続ける」ことが難しくなってしまいます。

それは、触覚から得られる情報は、私たちが書き換えたりコントロールすることが一番難しいということと深く関係しています。

触覚は五感で唯一「ブロックできない」

触覚が五感の他の感覚ともっとも違う点に、「ブロックできない」ということがあります。目を閉じ、耳をふさいで鼻をつまめば、視覚・聴覚・嗅覚は遮断できます。口にものを入れなければ、味覚を感じることもありません。

それに対して触覚は、体の一部に何かが触れていれば、自然と感じます。いえ、触れていなくても、風や温度を感じます。その感覚は、何をしても奪うことができません。

私たちの脳は、常に、触覚を通して外の世界を把握しているのです。

また、触覚にはもうひとつ、大きな特徴があります。視覚をはじめとする感覚は、見た瞬間、それを感じた瞬間に、脳に大きな影響を与えます。そして、目をそらせば、その感覚はなくなります。

一方で触覚は、触れた瞬間に影響を与えるものもありますが、しばらく触れていたり触り心地を確かめることで、時間をかけて情報量が増えていくものも多くあります。**時間が経つごとに、脳に与える影響が大きくなっていく**のです。そして、**触れるのをやめたあとも、しばらくはその感覚が残ります。**

触覚こそが、私が今、ここに存在していることを確かめることができる感覚であり、過去にその場所に、たしかに私がいたことの証拠になる感覚だ、といっても過言ではありません。

そんな大切な感覚がどんどん乏しくなっているのですから、現代社会を生きる私たちが、自分の存在を希薄に感じたり、今の自分に不全感を抱いてしまうのも、無理もないのかもしれません。今後、ますますデジタル化が進めば、より触覚のリアルな感覚を体験するチャンスは減り、その傾向は強くなっていくでしょう。

脳が無条件に信じてしまう!?「触覚」の驚異的パワー

このような性質を持つ触覚ですから、自分の脳における説得力という点では、かなりの比重が置かれています。**触覚で感じたことは、ほぼ無条件に信じてしまう**のです。

たとえば先日、私はある国際的な展示会で、新しい枕を発表しました。いびきや歯ぎしりを防ぎ、睡眠中の呼吸をトレーニングできる、うつぶせ寝用の枕です。

体験していただけるようにベッドを用意し、その傍らでマスメディアやバイヤーの方々に説明をしたのですが、最初、その反応はいまいちでした。皆、

「うつぶせ寝は苦しい」

「寝返りが打てなくなりそう」

「首が痛そう」

など、さまざまな意見を言って、なかなか枕を試してくれないのです。さらには、

「日本人でうつぶせ寝をする人はどのくらいいるのか」

「ふだんの自分の寝姿勢は……」

と、周辺の話題を探して話されることがほとんどでした。「そこまでいろいろと言われるからには、この枕を流通させることは難しいか」と感じながらも、とりあえずは何人かに体験をしてもらいました。すると皆、横になったとたんに反応がガラッと変わるのです。

「これはいいですね！」

「体がラクです」

「呼吸が深くできます」

「だんだん体の力が抜けて、リラックスできる感じになりますね」

と、しばらく寝返りを打ったり、寝姿勢を変えたりして感触を確かめていました。

見たり聞いたりして得た情報には、どうしても限りがあります。そのため、それを試したらどうなるのかの予測がうまくできず、脳はストレスを感じるのです。そして、

あれこれと言い訳のような言葉を重ねて、**結局「やらない」という選択をします。**

しかし、実際に寝てみて、触覚からの豊かな情報が得られれば、脳からストレスが消えます。そして、そのときに感じたことを、素直に信じることができ、「やってみる」状態になれる。「継続できる」ようになるのです。

脳が「動きたくて仕方なくなる」こんな理由

触覚からたくさんの情報が得られると、すぐにやれるようになる。

これは、「やる気」といった心理的な要素だけでなく、生理的な要素でもあります。**触覚が豊かになると、実際に体が動きやすくなる**のです。

このことは、リハビリテーションのプロセスからもよくわかります。大脳がなんらかの原因で損傷したとき、手に触れたものをなんでも握りこんでしまうという症状が出ることがあります。たとえば手に洋服の裾《すそ》が触れれば握りこみ、離せなくなります。

これは、「強制把握反射《きょうせいはあくはんしゃ》」と呼ばれる現象で、一度握りこんでしまうと自分の意思では離すことができなくなる、という、日常生活に支障を来すやっかいなものです。

この「強制把握反射」を治療する際には、ちょっと変わった方法が用いられます。たとえば、握りこんでしまって離せなくなるその手で、木に「やすりがけ」をしてもらうのです。木にやすりをかけると、手には細かく速い振動が伝わります。それを感知するのは「パチニ小体」(188ページ)です。「パチニ小体」から伝えられる情報は、とても速く、ノイズが少ない状態で大脳に届けられるため、脳はその情報をもとに「手と木の関係」「動かしたらどうなるか」の予測を立てることができます。すると、脳が手に、正しい命令を出せるようになるので、手がスムーズに動きます。

このリハビリテーションの例から、「脳が、十分な触覚情報を得られれば、体はすみやかに動く」という原理がおわかりいただけると思います。

触覚を豊かにすることは、脳が正しく指令を出すこと、そして体を動かしやすくすることに直結します。私たちが「すぐやる」ためにも、日常生活で豊かな触覚を経験することが不可欠なのです。

「触る」か、「触られる」か――それが脳にとっての大問題・・・

さらに、脳は、「触れる」のか「触れられる」のかで、その反応が変わる、という面白い性質を持っています。

先ほどの「強制把握反射」の症状を持つ人に、ボールの入った袋に手を入れてもらい、その袋の中からボールを取り出してもらうとします。その途中で袋が手に触れる（＝受動的な触覚）と、手は袋を握りこんでしまうため、ボールにたどり着くことができません。

しかし、自分からボールを取りに行こうというつもりでボールに触れたとき（＝能動的な触覚）には、勝手に握りこむ反応をせず、思うようにボールを取り出すことができるのです。

実は神経細胞の中では、能動的に触れたときに働くものと受動的に触れられたときに働くものとが区別されています。そして、能動的に触れたときに働く神経細胞は、「指を動かす」「曲げ伸ばしする」などという体の動きとセットになっています。

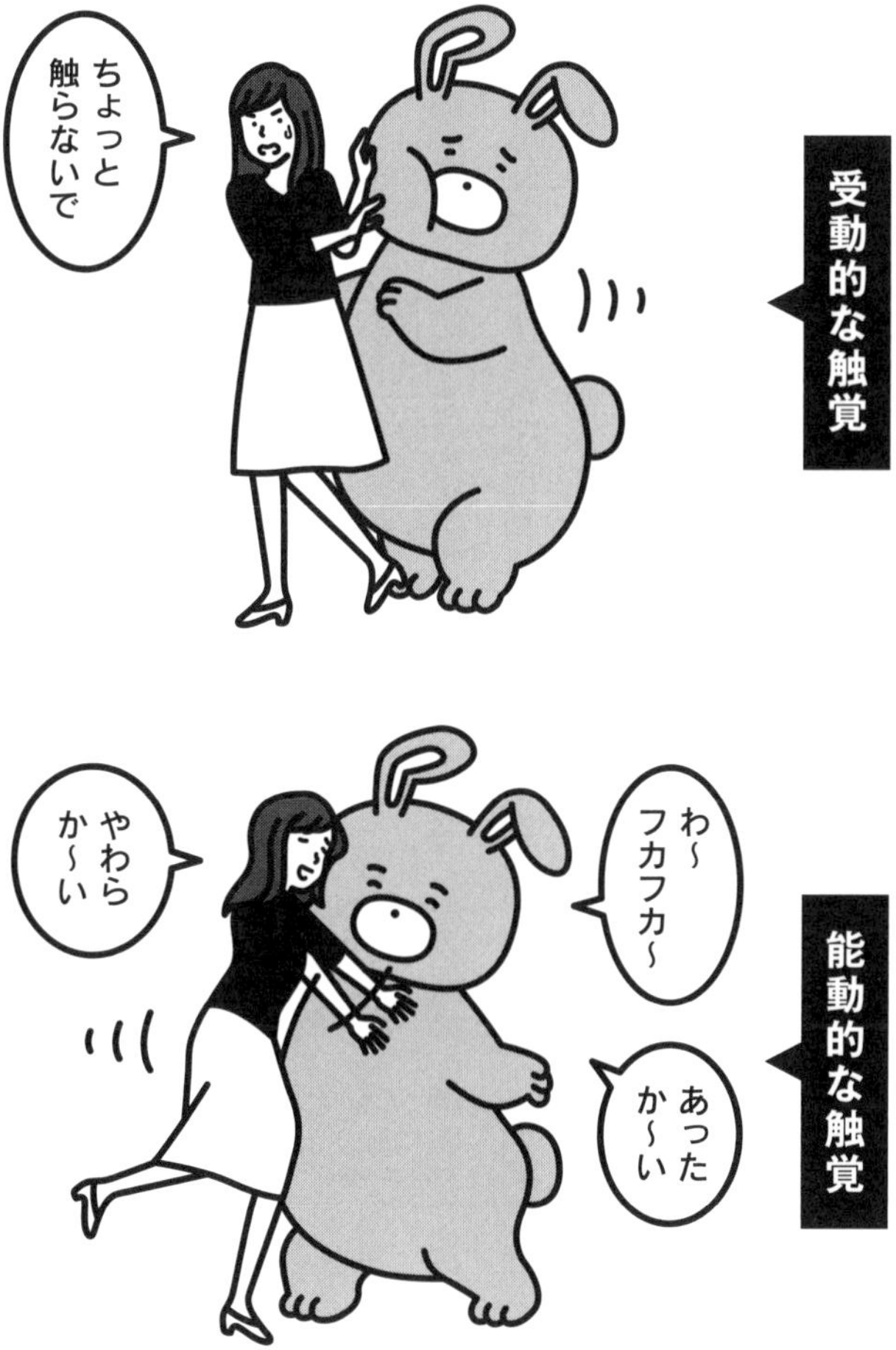
受動的な触覚
ちょっと触らないで
能動的な触覚
わ〜フカフカ〜
あったか〜い
やわらか〜い

「触る」のか「触られる」のかで脳の反応まで変わる！

このため、能動的に触れることによって、より、体を思い通りに動かすことができるのです。

ためしに、人差し指で自分の顔に触れてみてください。「指が顔を触っている感覚」と「顔が指に触られている感覚」と、どちらをより強く感じますか？　両方同時に感じるとは思いますが、どちらかに多少の偏りがあるはずです。

もし「顔が指に触られている感覚」が強い場合は、指の感覚に注意を向けてみてください。指で能動的に触ろうとすると、顔表面の肌の質感や伸縮性、温度など、さまざまな情報を得ることができ、また、自然に顔の表面を丁寧に扱うことができるはず。

「自分が触りにいっている」という感覚は、より豊富な情報を脳に届けることができます。**触覚に注意を向けるだけでも、得られる情報の量と質は変わり、それによって、体を思い通りに動かせるようになる**のです。

「気分が落ちているときには何もできなくなる」……はずだった？

それでは、能動的な触覚を意識してみると、どんな変化が起こるのでしょうか。

今、体験していただいたように、能動的な触覚は、顔に触れたときに自覚しやすいものです。日常的に顔に触れる行為とは、洗顔です。そこで、その洗顔を丁寧にすることで行動が変わっていったGさんの例を見てみましょう。

Gさんは、看護師の女性です。シフトによって就業時間が変わってしまうこともあり、Gさんは自分の時間をゆったり過ごすことができていないそうです。

今のところ仕事にも生活にも、とりあえず問題はありませんが、**何をするにもいちいち「よし！」と気持ちを盛り上げないと、取りかかれない。**心の中が常に消極的で、億劫さがあるといいます。

面談ではまず、Gさんが今の生活で行っていることを、朝起きてから夜眠るまで、ざっと羅列してもらいました。そして、その中から、「Gさんにとって、もっとも重要な行為は何か」を選んでもらいました。選ぶ基準は、「それが充実していないと調子が出ないこと」「それをしているときが楽しくて好きな時間」ということです。

するとGさんは、「洗顔」を選びました。「以前は、洗顔をすると気持ちがリセットされた。でも最近は時間がないこともあって雑に行っている」というのが、Gさんが洗顔を選んだ理由でした。そこで、忙しい中でも満足に洗顔ができるような1日のスケジュールを、一緒に立ててみることにしました。

その日から、Gさんは、洗顔を丁寧にしてみたそうです。洗顔料もきちんと選んで、時間をかけてくれました。洗顔ひとつが丁寧になされたことで、Gさんの行動がどう変わったと思いますか?

なんと1カ月後には、洗顔後の行動がそれぞれ30分~1時間ほど早くなったそうです。洗顔がその他の行為のスケジュールのトリガーとなっていたので、その時間枠が決まったことで、その他の行為の時間がそれぞれ前倒しになったのです。本人は、「仕事から帰ってきて丁寧に洗顔をすることが、『仕事モード』から『自分モード』への切り替えになっているのかも」

と話していました。以前は帰宅してからも仕事のことを考え続けていたけれど、気持ちが切り替わったので、家のことをちゃんとやるようになったのではないか。それでそれぞれが早く済むようになったと思う、とのことでした。

Gさんが億劫さを感じて「すぐにできなかった」のは、Gさんの脳がきちんと予測を立てられていなかったことに原因があります。**脳が感覚から十分な情報を得ることができなかったため、脳からやる気が奪われてしまっていた**のです。

そんなとき、洗顔を丁寧に行ったことで、石鹸《せっけん》の泡や肌の質感を感じる能動的な触覚に注意が切り替わりました。**ふだんの行為の中に、豊富な感覚を得るプロセスが加わったことで、脳内の感覚に対する意識が変わった**のでしょう。

感覚への意識が変われば、やっていることは変わらなくても、乏しかった感覚が豊富な感覚に変わります。

触覚は、私たちの感覚への構えを変えるのに、大きく貢献してくれます。「触る」感覚を大切にすることで、脳を「すぐやる」状態に整えることができるのです。

「すぐやる」ための簡単エクササイズ7

筆記用具を反発力で選ぶ

あなたは、筆記用具をどんな基準で選んでいますか？　書き心地、握りやすさ、デザイン……さまざまな選択基準があるでしょう。

でもここでは、ペン先を紙にあて、指にはね返る「反発力」に注意を向けてみてください。手元にいくつかペンがあれば、持ち替えて試してみましょう。強くはね返ってくるペンもあれば、あまりはね返ってこないペンもあると思います。

この反発力という観点で、自分の好みのペンを選んでください。ペン先からの反発力に注意が向けられていれば、字を書くときにも無駄な力は抜けるので、「握りやすいグリップ」などを選ばなくても自然と疲れにくくなります。これも、豊かな触覚情報によって体が思い通りに動く例です。

「道具」は、私たちの感覚のセンサーです。たとえば以前、タクシーのベテラン乗務員の方が、「運転席に座っただけで、その車のタイヤの減り具合がわかる」と言っていました。

使い慣れた道具ならば、自分の体が直接ものに触れていなくても、道具を介して緻《ち》密《みつ》な感覚を得ることができる。その感覚を使って、自分の体をコントロールできるのです。

手が汚れる作業をする

最近、何かものすごく「手が汚れる」体験をしましたか？

コンビニで買った弁当やおにぎりは、直接、食品に触れなくても食べることができます。皆が「手が汚れること」を嫌った結果、多くの商品は手が汚れないように工夫されました。その工夫と技術は素晴らしいと思いますが、一方で、そういった商品によって、「触覚」を得る機会が減ってしまっているのも事実です。

触覚が脳を「やる気」にしてくれるのですから、ここではあえて、手が汚れる作業をしてみましょう。

たとえば料理のとき、手でできる作業に道具を使わない。おにぎりを食べるとき、ぱりぱりした海苔《のり》と、しっとりべたべたしたご飯を直《じか》につかむ。そういった感触が、脳が次の行動の予測を立てるためのサンプルになります。手で存分に感触を味わってみてください。

植物を育てる、靴を磨く、洗車をする、ぞうきんで拭き掃除をするなど、ふだんの生活の中で「手が汚れるからいやだな……」と思う作業こそ、触覚を豊かに得るチャンスです。

汚れずに済むことを考えるより、あえて能動的に触覚を獲得する姿勢をつくってみてください。

爪を整える

指先を器用に使うために、「爪」は実は非常に大切な役割を果たしています。爪には、脳にクリアに情報を届けてくれる「パチニ小体」（188ページ）が多く配置されているのです。

ですから、爪が伸びていると作業が捗らなくなったり、爪を整えることでその後の作業に調子が出てくる、ということになります。きちんと手入れをされている爪は、豊富な情報量を脳に届け、指先の繊細な動きを支えてくれるのです。

たまには、ふだんより時間をかけて爪切り、やすりがけ、爪磨きをしてみましょう。実際に行ってみると、その後の指から得られる感覚がはっきりと変わることを自覚できるはずです。爪の状態を整えるだけで、質の高い感覚情報を得られるようになるのです。

コラム

触覚を感じるしくみ

ここで簡単に、触覚を感じるしくみを説明しておきましょう。
触覚を感じるセンサー（受容器）は、5種類あります。
①「温かい、冷たい、痛い、かゆい」などを感知する「自由神経終末」
②でこぼこや押されたときの圧力を感知する「メルケル細胞」
③ゆっくりした振動を感知する「マイスナー小体」
④すばやく細かい振動を感知する「パチニ小体」
⑤皮膚が伸びたことを感知するとされる「ルフィニ終末」
です。これらのセンサーが、それぞれの情報を集めて、その情報を合わせることで、脳は、今触れているものが何なのか、どういうものかを判断しているのです。

8章

「なんとなくいつもネガティブ」の原因は、「脳の慢性疲労」にありました

すぐやる!

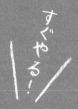

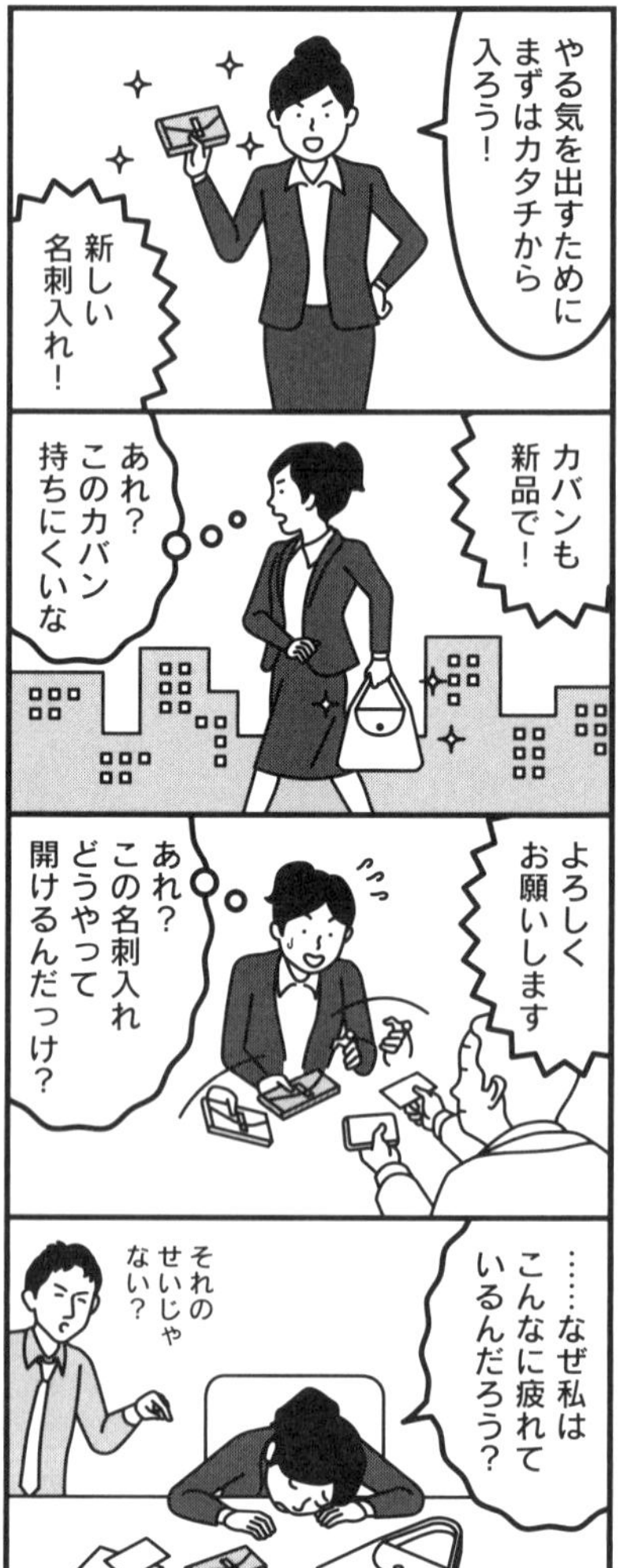
やる気を出すために
まずはカタチから
入ろう！
新しい
名刺入れ！
カバンも
新品で！
あれ？
このカバン
持ちにくいな
よろしく
お願いします
あれ？
この名刺入れ
どうやって
開けるんだっけ？
……なぜ私は
こんなに疲れて
いるんだろう？
それの
せいじゃ
ない？

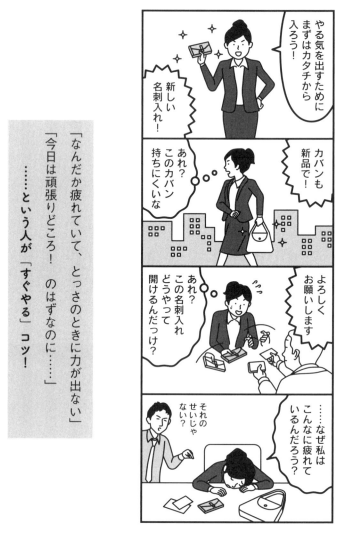

「なんだか疲れていて、とっさのときに力が出ない」

「今日は頑張りどころ！　のはずなのに……」

……という人が「すぐやる」コツ！

溜まった「脳の疲れ」に気づいていますか？

「触覚」というと、通常は体の表面の感覚を指します。でも、**実は体の深部にも「触覚」があること**を知っていますか？

たとえば、右手の親指を立てて「いいね」の形をつくってみてください。その状態で目を閉じて、誰かに右腕を動かしてもらいましょう。そのあと目を閉じたまま、左手で、右手の親指をつかむことができますか？

おそらく、皆さん一発でピタッと右手の親指をつかむことができたはず。これは、筋肉や腱《けん》、関節の位置を感じる「固有受容感覚」によるものです。固有受容感覚は、「深部感覚」と呼ばれます。また、筋肉が伸び縮みした度合いを脳に伝えるので、「筋感覚」とも呼ばれています。

私たちが体を動かすときには、ほとんどが何気なく行動していますが、実は脳はそ

8章「なんとなくいつもネガティブ」の原因は、「脳の慢性疲労」にありました

れぞれの筋肉や関節から常に感覚情報を集めており、動作もそれに基づいて指示されています。

ふだんの動きを集めて記憶しておくことで、とくに新しく体の動きを計画しなくても、体をいつもと同じように動かすことができるのです。それがクセや習慣といわれる体の動きです。

「すぐやる」パワーを貯めておく「脳の省エネ戦略」

どうしてクセや習慣がつくられるのか。

それは、脳がすべての行動に対して、筋肉から情報を集めて計画を立てていると、多大なエネルギーを消費してしまうからです。

新しい動きをすれば筋肉はまた新しい情報を脳に届けます。そして脳がそれに反応して、また新しい動きを指示して……と、このサイクルを常にフル稼働していれば、脳が疲労してしまいます。

すると、すぐにやらなきゃいけない場面でも、とっさに脳が体の動かし方を計画できなくなります。何気ない場面でエネルギーを使い過ぎたのです。その結果、体は動かず、すぐやらない状態になってしまいます。

「何も考えずにできること」は極力毎日同じルーチンにすること。「やらなくても困らないこと」はあえてやらずに済ませること。「やるべきこと」にしっかり注力するためには、この〝省エネ戦略〟が不可欠です。

省エネ戦略のキーワードは「**いつも通り**」です。

私たちの感覚としては、ふだんと違うことをしていても、「新しい動きをしている」感じはしないかもしれません。しかし、脳の観点からすると、出勤前に気分を変えて、持っていく鞄を変えた、というそれだけでも、新しい体の動きを計画しなければいけない「エネルギーの消耗」を伴います。鞄の持ち手にどのぐらい力を入れるか、人差し指から小指まで、どの指に一番力を入れるか、鞄を持った手をどの程度振って歩くか、反対の腕はどうするか、という感じで、道具がひとつ変われば、体の動きが新しくなるのです。

靴が変わったことで、歩くときの体の傾きが変わり、いつもならさっとすり抜けている人混みで肩がぶつかってしまう、という経験はありませんか？ そのたび脳は、新しい靴で今まで通りに人混みをすり抜けられる体の動きをつくることに、エネルギーを注いでいるのです。

「すぐやる」状態に脳を保つために、日常の生活を限りなくルーチンにして、筋肉が脳に新しい情報を届けないでも済むようにしてあげましょう。

「心地よい生活づくり」が脳の一番の敵だった!?

日常生活で新しい動作が増えてしまう主な原因は、心地よい生活をしよう、気分を一新しよう、という心理作用です。

たとえば雑誌をめくったら、笑顔で素敵に仕事をしている人の写真が目に入り、「自分もこんな生活になるはず」というイメージがつくられた。それにより、ふだんの自分の体の使い方ではなく、頭の中だけで考えられた「理想の自分」の動きが計画され、命令されます。

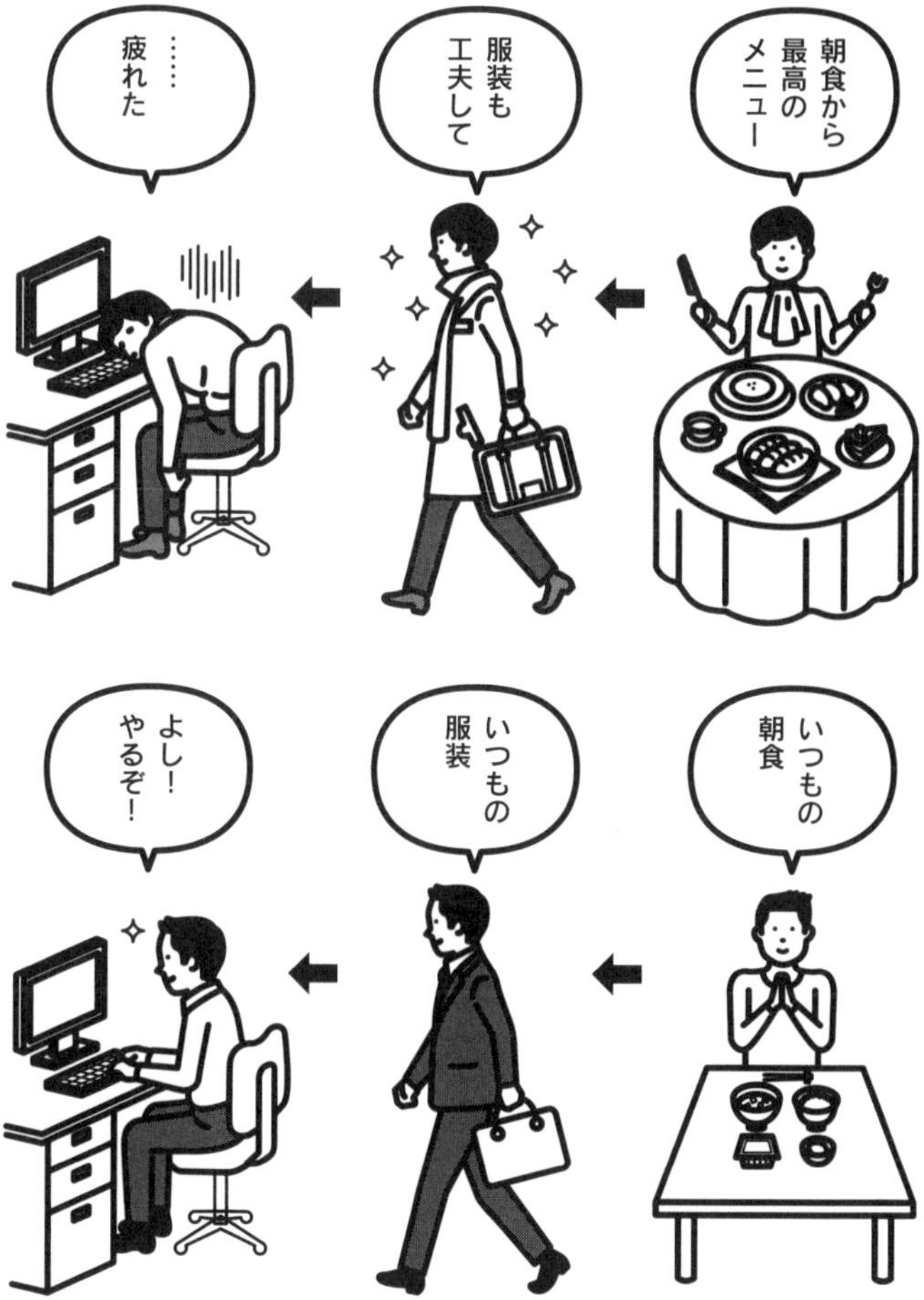
朝食から最高のメニュー
服装も工夫して
……疲れた
いつもの朝食
いつもの服装
よし！やるぞ！

「いつも通り」で脳の省エネをしよう

体の動きの材料は、筋肉の感覚です。ふだんの自分の体の動きを顧《かえり》みずに、憧れや心地よい生活という幻想を追い求めてしまえば、そのギャップを埋めるのに脳が疲弊してしまいます。もちろんその計画された動きも、うまく結果に結びつきません。

他人の生活やマーケティングによってつくられた理想のイメージではなく、自分の体の動きに注意を向けることが、脳の消耗を防ぐコツなのです。

脳の負担を軽くする簡単な工夫とは？

そこでまずは、ふだんの自分の体の使い方を知るところから始めましょう。

これは、身のまわりの道具の位置を見ればだいたいわかります。デスクやロッカー、家の玄関やリビングを見回してみましょう。どんな道具がどこに置かれていますか？

もししばらく使っていない、またはほとんど使っていないのに置いてある道具があれば、それらは思い切って処分しましょう。その道具が置かれているだけで自然と視野に入り、脳はいちいち行動の計画を迷ってしまいます。

今使っている道具がどんなものかおおまかにわかったら、そのものの置き場所を固定します。

できれば、それを取るときの姿勢と同じ高さに置かれていると、あまり筋肉を動かさずに済みます。動きに参加する筋肉が少なくなれば、脳に届けられる情報はよりシンプルになります。

ものを使うときにいちいち無駄な動作が入らないように、動線や並べ方を工夫してみましょう。

「気合いを入れないとやっていけない」……はずだった？

Hさんは、すぐにやる気になれる、フットワークの軽い方です。それはいいのですが、**張り切って臨み過ぎて、1日が終わるとどっと疲れてしまっていました。**

私はお話をうかがっている中で、Hさんが心地よさや快適さを常に目指していることに気づきました。いつも快適に暮らすためのアイデアを考え、それを実行しようとしているのです。でも最近は、途中で急に飽きてしまい、パッタリとやる気がなくなってしまう、と言います。

アイデアが浮かんでそれを実行する、ということは、体には常に新しい動きが命じられています。そこでHさんには、日常生活をルーチン化することを提案しました。

すると、

「そんなの、つまらなくなってしまいそう」

という反応だったので、すべてをルーチン化するのではなく、「それほどこだわらなくてもいいいか」と思えることだけをルーチン化してもらうことにしました。

「朝起きてから夜眠るまで、常に新しいことをしなければならないと思っていたことに気がついた」

これは、しばらくしてから来院したHさんの言葉です。それまでのHさんは、「心地よい生活が何より！」という思いから、洗顔、歯磨き、トイレ、アイロンがけ、通勤電車、ランチなどなど、とにかく常に、それをより快適にするにはどうすればよいか、と考えていたそうです。そして、ぱっと浮かんだアイデアを次々試していました。

この一見よい習慣に思えることが原因で、Hさんの脳は「過労」を強いられていました。それで結局、ひとつひとつの作業の精度が下がったり、思いのほか疲れてしまっていたのです。

Hさんのように、**思考の根源にある「〇〇するべき」という考えによって、知らないうちに、脳に新しいチャレンジを強いている**ことがあります。これによって、肝心なチャレンジのときに、すぐやるエネルギーが足りなくなってしまうのです。

もちろん、「心地よさ」を目指すことが悪いというわけではありません。

でも、私たちは商品やサービスの広告によって、過剰な心地よさ、快適さを求めさせられています。必要以上に求め続けることで、かえって脳が疲弊してしまうのです。

周囲の情報に振り回されないためにも、「日常の何気ないところはルーチン化する」と決めてみること。そうすることで、**本当に大事なことを「すぐやる」エネルギーを脳が持ち続けることができる**のです。

exercise

「すぐやる」ための簡単エクササイズ8

自分がふだん使っている道具をよく見て、省エネポイントを探す

あなたの体の動きは、使っているものに表れています。そこで、筆記用具や鞄の中身、女性ならば化粧ポーチの中身などを全部出して、自分がふだん、どんな道具を使っているのかを眺めてみてください。よくよく眺めてみると、

「自分はこんなものを使っていたのか」

という新たな発見があったり、思い描いているイメージと違う印象を持つことも多いと思います。

とくに気に入っている道具は、あなたの体の動きの基準になっています。もし違うものを試したくなっても、それだけは変えないようにしてください。

また、眺めてみると、鞄やポーチの中の配置が実際の動作と異なっていたり、ごち

ゃごちゃして目的のものを探し当てるまでに時間がかかってしまっていることにも気づけるはずです。

私たちの脳はまじめなので、どんな環境をつくられても、なんとか対応して体を動かせてしまいます。それをあえて点検してみることが、省エネできる箇所を発見する秘訣です。

「目を閉じて片足立ち」で今日のコンディションを知る

体の動きを脳に伝える筋感覚は、実は、睡眠不足になると、うまく働かなくなります。たとえば睡眠不足のときには、まっすぐ歩いているつもりなのに、肩や足がドアなどにぶつかることがあります。企業で研修をしていても、研修前に部屋に入ってくるときに机にぶつかる人は、睡眠がしっかり確保できていません。

体の動きを省エネにするためには、そもそも体の動きが正確に脳に伝わらなければなりません。そうでないと、省くものと残すものをうまく選択できなくなってしまいます。忙しい中でも睡眠の質を確保することは、筋感覚を正常に働かせ、脳に、今の自分の体の動きを正しく伝えるために必須なのです。

とはいえ、よほどの睡眠不足でなければ、今の自分の睡眠の質がいいかどうかはわかりません。そこで、睡眠の質を簡単に判定できる手軽な方法があります。

その方法は、「目を閉じて片足立ちをする」ことです。

すぐにぐらぐらしてくる人は、睡眠の質が悪いということがわかります。

このときに大切なのは、この感覚は、他人と比べるのではなく、自分の中で比較するということです。たとえば、長時間車を運転する前に、今日の自分の状態を把握するために行う。すると、片足立ちが長く続く日もあれば、すぐにぐらぐらする日もあります。ぐらぐらする日は、とくに注意が必要なのだと自覚して運転に臨む、という感じです。

体を支える筋肉は、無意識の筋感覚によって、その働き方が決められています。ですから、片足立

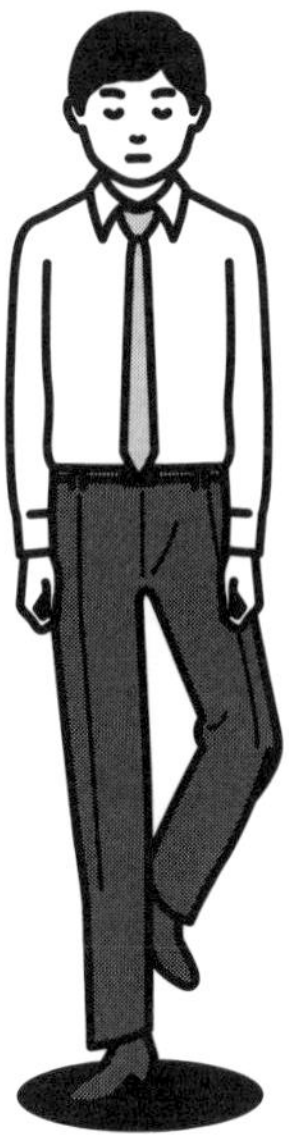

ちでチェックすることで、脳による無意識の調整を意識化するのです。

この方法は、産業事故の対策として、建築や運輸などの現場で活用されています。あなたもぜひ、試してみてください。自分の脳の働きを、客観的に管理していく姿勢が身につくはずです。

おわりに　「すぐやる」だけで、毎日がぐんと自由で快適になる

本書では、「やるべきことにすぐ取りかかる」ための８つの切り口をお伝えしてきました。どれも**「やる気」や「忙しさ」とは関係のない、私たちの「脳のしくみ」に沿ったシンプルな方法**です。

私たちは、子供の頃に親や学校の先生に言われたこと、会社で上司に言われたこと、テレビやネットで見聞きしたこと、流行のキーワードなどにかなり影響を受けていて、それらによって「自分はすぐやらない人」「すぐやる人は優秀で、やらない人は劣っている」という先入観を持っています。

私の役割は、それらの先入観を、いったん、人間の基本原理に戻して考え、具体的な方法をお伝えすることです。

本書でご紹介したのは、私がこれまで関わらせていただいた多くの患者さんたちの「できない。でもこうなりたい」という強い気持ちにお応えしてきた中から生まれた方法です。

私たち人間は、手足が動かなくなっても、言葉がしゃべれなくなっても、最期まで「自分でやりたい」という強い気持ちを持ち続けます。それは、これまでお会いした患者さんたちに教えていただきました。

本書は、そんな患者さんたちからあなたに向けられた、科学的で、なおかつとてもシンプルな応援メッセージでもあります。

あなたが、「できない」「やらない」という先入観を突破し、自分らしい人生を歩めるための、強力なサポートとなるでしょう。

また、成果を上げる優秀な人にも、やるべきことを先延ばしする人にも、平等に与えられているのが「時間」です。時間は、すべての人に与えられているチャンスです。このチャンスをつかむのに才能はいりません。

自分を否定する前に、自分が無意識に出している「脳への指令」を見直してください。脳が「正しい指令」を発した瞬間から、あなたの「行動」は変わり始めます。

「行動」が変わることで、あなたは自分自身の人生の限られた時間を、より充実させることができるでしょう。

まずは、本書を読んでいただき気になったことを、ひとつだけ試してみてください。実際に試していただいたら、「あっ、こういうことかな?」という実感が得られると思います。それを繰り返していくと、「なんだか前より余裕をもって生活できているかも」と変わっていくはずです。

体が変われば思考は変わります。あなたがあなたの人生を「前よりもっと面白くなってきた」と思えたら……。そのきっかけに本書がお役に立つことができるのを、心から願っています。

作業療法士　菅原洋平

菅原洋平（すがわら・ようへい）

作業療法士。ユークロニア株式会社代表。

1978年、青森県生まれ。国際医療福祉大学卒業後、作業療法士免許取得。民間病院精神科勤務後、国立病院機構にて脳のリハビリテーションに従事。その後、脳の機能を活かした人材開発を行うビジネスプランをもとに、ユークロニア株式会社を設立。現在、ベスリクリニック（東京都千代田区）で外来を担当する傍ら、企業研修を全国で展開し、その活動はテレビや雑誌などでも注目を集める。

著書には、13万部を突破した『あなたの人生を変える睡眠の法則』（自由国民社）など多数がある。

本書では、脳の機能に基づいた「やるべきことを面倒くさがらずにすぐやる方法」を提案。簡単なコツで、誰でも今すぐ行動力を上げることができる。やるべきことをすぐにできないのは、性格ややる気の問題ではなく、脳の使い方に原因があることを、科学的根拠と最新の脳科学から読み解く。

http://activesleep.net

すぐやる！

「行動力」を高める〝科学的な〟方法

2016年8月2日　第1刷発行
2016年9月30日　第6刷発行

著者　菅原洋平
装丁　mika
本文デザイン　安井彩
イラスト　白井匠
章扉書き文字　菅原実優
校正・校閲　くすのき舎
協力　伊藤源二郎　植谷聖也　大場君人　大橋弘祐　清村菜穂子　小寺練　下松幸樹　左川あゆみ　須藤裕亮　竹岡義樹　谷綾子　寺村卓朗　芳賀愛　林田玲奈　樋口裕二　古川愛　前川智子
編集　宮本沙織
発行者　山本周嗣
発行所　株式会社文響社
〒105-0001　東京都港区虎ノ門1-11-1
ホームページ　http://bunkyosha.com
お問い合わせ　info@bunkyosha.com
印刷　株式会社光邦
製本　加藤製本株式会社

　ISBNコード：978-4-905073-46-8　Printed in Japan
この本に関するご意見・ご感想をお寄せいただく場合は、郵送またはメール（info@bunkyosha.com）にてお送りください。